Technik

der klinischen Blutuntersuchung

für Studierende und Ärzte.

Von

Dr. A. Pappenheim,
Berlin.

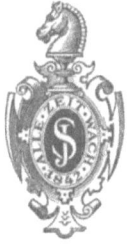

Berlin.
Verlag von Julius Springer.
1911.

Alle Rechte, insbesondere das der
Übersetzung in fremde Sprachen, vorbehalten.

ISBN-13: 978-3-642-47258-9   e-ISBN-13: 978-3-642-47658-7
DOI: 10.1007/978-3-642-47658-7
Softcover reprint of the hardcover 1st edition 1911

Herrn Prof. Dr. Th. Brugsch

freundschaftlich gewidmet

vom Verfasser.

Vorwort.

Vorliegendes kleines Büchlein war zuerst als monographisches Kapitel erschienen in Carl Neubergs Handbuch der Ausscheidungen und Körperflüssigkeiten 1911 bei Jul. Springer. Es war gedacht und abgefaßt als ganz elementarer Wegweiser für die notwendigsten und wichtigsten Untersuchungsmethoden des Blutes vom Standpunkt etwa des Chemikers und Pharmazeuten.

Bald nach Erscheinen ergingen zahlreiche Aufforderungen an mich, das Kapitel doch gesondert erscheinen zu lassen.

Da in der Tat ein ähnlich kurz gehaltenes Kompendium bisher in dieser Form nicht existiert, auch dieses vorwiegend mikroskopisch-cytologische Kapitel in dem überwiegend physiologisch-chemischen Handbuch eine gewisse Sonderstellung einnahm, welche bedingte, daß die Hauptinteressenten dieses Kapitels ganz andere sind als die Interessenten der sonstigen Kapitel des Werks, so entschloß sich der Herr Verleger in entgegenkommender Weise, den geäußerten Wünschen nachzugeben. Das Büchlein unterscheidet sich von allen ähnlichen darin, daß es nur die wirklich wertvollen, wichtigen sowie die praktisch notwendigsten klinischen, eigentlich hämatologischen Untersuchungsmethoden des Blutes bringt. Alle weniger notwendigen und bloß chemischen oder physikalischen Methoden (wie Alkalimetrie, spez. Gewicht, Volumetrie, Trockenrückstand, Gerinnungszeit, Viskosimetrie usw. usw.) sind fortgelassen. Auch von den 3 eigentlichen hämatologischen Kardinalmethoden (Färbung, Zählung, Hb-Bestimmung) sind nur die wirklich praktisch bestbewährten und ausreichenden Methoden abgehandelt, aller sonstiger Ballast an weniger notwendigen Färbungs- und Farbstoffbestimmungsmethoden ist fortgelassen.

Im Anschluß an die bloße absolute Methodologie sind auch die betreffenden normalen Verhältnisse des Blutes sowie die wichtigsten semiologischen Gesichtspunkte zur Bewertung des pathologischen Blutes bei jedem Kapitel kurz besprochen.

Die Benutzung eines guten hämatologischen Bilderwerkes zur Unterstützung des Verständnisses der cytomorphologischen Verhältnisse ist nebenher wünschenswert.

Wangerooge, im August 1911.

A. Pappenheim.

Inhaltsverzeichnis.

 Seite
I. Das mikroskopische Blutpräparat 5
   A. Die Methodik und Technik der Blutpräparatfärbung .. 5
      1. Die Herstellung des Bluttrockenpräparates 5
         a) Objektträgerpräparate 5
         b) Deckglaspräparate 6
      2. Die Fixation 6
      3. Die Färbung 6
   B. Die mikroskopische Untersuchung des gefärbten Bluttrockenpräparates 9
      1. Das normale Blut 9
      2. Das pathologische Blut 11
         a) Die roten Blutkörperchen 11
            Degenerationsformen 11
            Jugendformen und Zeichen der Jugendlichkeit und Unreife 13
         b) Die Blutplättchen 17
         c) Pathologische Morphologie der Leukocyten .. 17
            Jugendformen 17
            Degenerationsformen 22
   C. Semiologie und hämatologische Differentialdiagnostik der wichtigsten symptomatischen Blutveränderungen aus dem Bluttrockenpräparat 23
      1. Mikroskopische Veränderungen am roten Blut .. 23
         Zusammenfassung 25
      2. Mikroskopische Veränderungen am Leukocytenbestandteil des Blutes 26
         Zusammenfassung 30
II. Die Blutkörperchenzählung oder Hämocytometrie 33
   A. Methodologie und Technologie 33
      1. Die Methodik und Technik der absoluten Zahlfeststellung 33
      2. Die Bestimmung der relativen Leukocytenzahlen .. 37
   B. Die Zahlenverhältnisse des normalen Blutes 38
   C. Die numerischen Veränderungen des pathologischen Blutes (pathologische Zahlenverschiebungen) und ihre diagnostische Bedeutung 39
      1. Zahlveränderungen der roten Blutkörperchen ... 39
      2. Zahlveränderungen an den weißen Blutkörperchen . 39
         a) Veränderungen der absoluten Zahl 39
         b) Verschiebungen der relativen Prozentzahlen .. 41
III. Die Blutfarbstoffbestimmung oder Hämoglobinometrie ... 44
   A. Methodik und Technik 44
   B. Zur Semiologie 46
   C. Der Färbeindex 47
   D. Semiologisches 48
   Zusammenstellung der Begriffe 54

I. Das mikroskopische Blutpräparat.
A. Die Methodik und Technik der Blutpräparatfärbung.

Die mikroskopische Untersuchung des gefärbten Blutes setzt drei vorbereitende Manipulationen voraus:
1. Die Herstellung des Bluttrockenpräparates.
2. Die Fixation.
3. Die Färbung.

1. Die Herstellung des Bluttrockenpräparates.

a) Objektträgerpräparate.

Zur Herstellung des Objektträgerpräparates geht man folgendermaßen vor: Ein mittelgroßer Blutstropfen, am besten aus der Fingerbeere, wird mittels eines gereinigten Objektträgers an einer seiner beiden schmalen Seiten abgenommen, alsdann der Objektträger, beladen mit diesem Tropfen, auf eine feste plane Unterlage (Tisch) hingelegt. Alsdann setzt man die schmale Seite eines zweiten, gesäuberten Objektträgers unmittelbar vor den Tropfen in einem spitzen Winkel (nicht über 45°) auf den ersten Objektträger auf, daß der Tropfen hinter dem zweiten Objektträger in dem spitzen Winkel zwischen den beiden Objektträgern, also zwischen dem zweiten aufgesetzten und dem Anfangsstück des ersten Objektträgers, zu liegen kommt; und zwar wird der zweite Objektträger so dicht **vor** die Tropfenperipherie gesetzt, daß er diese direkt berührt und der Tropfen infolgedessen längs der schmalen Kante des aufgesetzten Objektträgers auseinanderfließt.

Dann bewegt man den zweiten aufgesetzten Objektträger mit dem zerflossenen Blutstropfen schleifend längs der langen

Fläche des ersten liegenden passiven Objektträgers nach dessen zweitem schmalen Ende zu, so daß dabei das im Winkel zwischen den beiden Objektträgern befindliche, auseinandergeflossene Blut in schmaler Schicht mitgeschleppt wird. Jede Quetschung und jeder Druck ist dabei vermieden.

b) Deckglaspräparate.

Die Herstellung der Deckglaspräparate erfordert als Instrumentarium eine sog. einfache Ehrlichsche Blutpinzette ohne Schiebervorrichtung. Diese hat flache, innen glatte und ungerillte Branchen.

Für die Herstellung von Deckglaspräparaten breitet man sich zuvor mit Hilfe der Pinzette eine größere gerade Anzahl von in Alkohol und Äther gereinigten Deckgläschen auf einem weißen sauberen Bogen Papier neben dem Patienten (am Krankenbett auf dem Bettischchen oder der Bettdecke) aus.

Zur eigentlichen Herstellung der Deckglastrockenpräparate geht man dann so vor, daß man ein in der Pinzette gefaßtes Deckglas an den austretenden Blutstropfen führt und mit ihm dessen oberste Kuppe abnimmt; dann führt man es in der Pinzette zurück zu der Papierunterlage, von der man es genommen, und läßt es hier, mit dem Tropfen nach unten, auf ein zweites Deckglas so fallen, daß seine eigene eine Hälfte sich mit einer Hälfte des zweiten Gläschens kreuzt, und der sich zwischen beiden Gläschen kapillär ausbreitende Tropfen so mindestens je eine Hälfte jedes der beiden Deckgläser benetzt. Hat sich so der Tropfen zwischen den beiden Glaslamellen gut ausgebreitet, dann hebt man das noch zusammenhaftende Deckglaspaar mittels der Pinzette an dem einen freien hervorstehenden Deckglaseckchen hoch und führt es in die linke Hand, legt die Pinzette nieder, und zieht mit der rechten Hand an der anderen vorstehenden Ecke die beiden Gläschen voneinander ab. (Jedes Auseinanderreißen muß unbedingt vermieden werden.)

2. und 3. Die Fixation und Färbung.

Bei der von uns geübten einzigen[1]) Färbungsmethode, der sog. **kombinierten May-Giemsafärbung nach Pappenheim,**

---

[1]) Diese Färbung macht, da sie **panoptisch** ist, alle anderen früheren Färbungen (wie Hämatoxylin-Eosin, Methylenblau-Eosin nach Jenner

vollzieht sich **Fixation** und **Färbung** in zwei Etappen ein und derselben Prozedur.

Da die betreffende hierbei benutzte Farblösung in methylalkoholischer Lösung erhältlich ist, aber nur in wässeriger färbt, so benutzen wir die genuine alkoholische Lösung **nur zur Fixation**, und **fixieren** das Präparat durch bloßes Einlegen in diese.

Der **Färbungsakt** selbst wird erst eingeleitet durch weiteres Hinzufügen von Wasser, d. h. durch Verwandeln der alkoholischen Lösung in eine alkoholisch-wässerige.

Der ganze Fixations- und Färbungsakt hat folgendes Prinzip:

Es werden zwei käufliche und überall vorrätig erhältliche Farbgemische benötigt, die **Eosin-Methylenblaulösung** (aus saurem Eosin und basischem Methylenblau) nach **May-Grünwald** in methylalkoholischer Lösung und die **alkoholischglycerinige Romanowskylösung** (enthaltend Eosin, Methylenblau und Methylenazur) nach **Giemsa** (im Handel ist jetzt die sog. neue Vorschrift). Man färbt mit der ersteren vor und färbt mit der zweiten nach.

Die käufliche sehr konzentrierte Giemsalösung muß vor dem Gebrauch für denselben jedesmal frisch präpariert und extemporiert werden durch Herstellen einer **verdünnten wässerigen** Lösung.

Die für unsere Zwecke brauchbare Lösung muß von der genannten neuen Vorschrift enthalten 15 Tropfen Farbgemisch (mit Kubikzentimeterpipette zu entnehmen) **auf 10 ccm Aqua dest.** (im kleinen Meßzylinder abzumessen und in eine Eprouvette einzufüllen).

Der Färbungsakt selbst vollzieht sich nach folgender Vorschrift:

---

oder May-Grünwald, Triazid nach **Ehrlich** oder **Pappenheim**, Methylgrün + Pyronin nach **Pappenheim**), die nicht panoptisch waren, überflüssig. Die früheren Färbungen zeigten nicht alles, täuschten falsche genetische Beziehungen vor und ließen nicht alle jetzt bekannten Zellformen differenzieren. Unsere Methode zeigt und differenziert alles, was bisher von morphologischen Einzelsubstraten in den Blutzellen bekannt ist, verbindet somit alle Einzelvorzüge der früheren Methoden ohne deren Nachteile: ist also universal. Allerdings erscheint die neutrophile Körnung nicht so scharf wie bei Triazid, und die eosinophile nicht so leuchtend wie bei **Jenner**. Dafür stellt sie aber noch eine besondere neue azurophile Substanz dar, was keine frühere Färbung tat, ferner die Kerne ebenso scharf wie Hämatoxylin, also viel besser wie alle anderen Anilinfärbungen, und die Plasmabasophilie, die bei Triazid ganz ausfällt, ebenso gut und schön wie die Methoden von **Jenner** und Methylgrün + Pyronin.

a) Fixation des Trockenpräparates durch Behandeln
mit der alkoholischen May-Grünwaldlösung [1]) . 3 Min.
b) Färben in dieser Lösung durch Zusatz einer
gleichen Menge Aqua dest. . . . . 1 Min.
c) Abgießen (ohne abzuwaschen) und Nachbehandeln bzw. Umfärben und Nachfärben mit der
frisch präparierten wässerigen Giemsalösung [2]) . 15 Min.
d) Gründliches Abwaschen.
e) Trocknen (nicht über der Flamme, weil dadurch die Azurrotfärbung leidet).
f) Einlegen in neutralen (!) Kanadabalsam oder Dammarlack.

Bei dieser Färbung verbindet sich die brillante Schönheit der May-Grünwaldfärbung ohne deren Nachteile (mangelhafte Kernstrukturen; keine Azurophilie) mit den Vorzügen der Romanowskyfärbung nach Giemsa.

Die Kernstrukturen und Kernreste erscheinen rötlichviolett.

Das Plasma der lymphoiden Zellen schön lichtblau.

Die lymphatische Azurkörnung leuchtend purpurrot, desgleichen das Chromatin der Malariaparasiten.

Die myeloische Azurkörnung mit einem Stich ins Violettbräunliche (ebenso die körnige Zentralsubstanz der Blutplättchen).

Die Neutralkörnung in der Form undeutlich, verwaschen; in der Farbe variierend von bräunlich bis bläulichrosa.

Die eosinophile Körnung kräftig ziegelrot bräunlich.

Die Mastkörnung ultramarin mit einem Stich ins Violette.

Die roten Blutkörperchen schön kupfrig rosa.

Die polychromatischen Formen lila, also überwiegend bläulich.

Die basophile Punktierung der Erythrocyten kräftig kobaltblau.

Was also bei dieser Färbung leuchtend purpurrot ist, ist azurophil, was rotviolett ist, ist chromatinischer Natur, was blau ist, ist Basiplastin.

---

[1]) Deckgläschen werden in der Cornettpinzette gehalten und hier mit der Lösung begossen.
Objektträger werden wagerecht auf ein Blockschälchen gelegt und hier mit der Lösung begossen.
[2]) Die Deckgläschen werden in ein Blockschälchen gelegt und hier mit der Lösung begossen.
Die Objektträger bleiben auf ihrer bisherigen Unterlage.

B. Die mikroskopische Untersuchung des gefärbten Bluttrockenpräparates.

1. Das normale Blut.

Normalerweise führt das Blut folgende morphologische Elemente:
1. Rote Blutkörperchen oder Erythrocyten.
2. Blutplättchen.
3. Farblose Blutkörperchen oder Leukocyten.

Die roten Blutkörperchen erscheinen als kreisrunde, homogen-strukturlose Scheiben gleichmäßiger Größe, die sich diffus in dem sauren Farbstoff unseres Farbgemisches (Eosin) matt orange-rosa färben.

Die Blutplättchen sind einzeln oder zu Haufen auftretende kleinste Protoplasmaklümpchen, die dieselbe Farbreaktion geben wie das Protoplasma der lymphoiden Leukocyten, d. h. schwach hellblau mit dem blauen basischen Farbstoff gefärbt erscheinen und dabei eine azurrote Körnelung im Innern aufweisen.

Die Leukocyten lassen folgende Arten bzw. Typen erkennen:
a) Mononukleäre lymphoide Agranulocyten mit basophilem (blauem) von echten Granulationen freiem Protoplasma, das oft nur eine inkonstante gröbere oder feinere purpurrote (lymphatische) Azurkörnung aufweist.

Sie zerfallen:
1. In die kleinen Lymphocyten.

   Diese sind kleine und kleinkernige Zellen mit meist schmalem oder mittelbreitem, seltener breitem Plasma; sie haben einen dunkel färbbaren, mehr oder weniger rundlichen, oft einen Nucleolus führenden Kern, der höchstens an einer Stelle abgeflacht oder eingekerbt sein kann und mit seinem grobbalkigen pachychromatischen Kerngerüst gewöhnlich den größten Teil des Protoplasmas erfüllt.

2. Die großen Monocyten.

   Diese sind große und großkernige Zellen. Sie führen ein mehr oder weniger voluminöses, meist schwach basophiles Protoplasma um einen großen, unregelmäßig konturierten[1]), zumeist gebuchteten, gewöhnlich nukleolenfreien Kern mit unregelmäßig verwaschener, relativ matt färbbarer Kernstruktur.

b) **Polynukleäre echt granulierte Leukocyten** mit mehr oder weniger ausgesprochen oxyphilem (rosa) Protoplasma. Sie haben alle eine komplizierte segmentierte oder polymerisierte Kernfiguration.

3. Die neutrophilen ε-Leukocyten.
   Sie führen eine feine dichte, violett bis rosa gefärbte Körnung im deutlich oxyphilen Zelleib.
4. Die eosinophilen α-Leukocyten.
   Sie führen eine große, gleichmäßig rundliche, stark oxyphile (braunrote) Körnung im schwach oxyphilen Zelleib.
5. Die Mastzellen.
   Sie führen eine grobe, unregelmäßige, basophile (blauviolette) γ-Körnung im schmalen, fast farblosen Zelleib.

Das prozentuelle Zahlenverhältnis dieser verschiedenen Leukocytenarten zueinander ist normalerweise beim Erwachsenen ungefähr folgendes:

Lymphocyten	20—22%	22—28%
Monocyten	2— 6%	
Neutrophile	70—75%	
Eosinophile	2— 4%	72—80%
Mastzellen	0— 1%	

Beim Kind sind die lymphoiden Agranulocyten an Prozentzahl stärker vertreten auf Kosten der polynukleären Leukocyten.

---

[1]) Im Kinderblut finden sich normalerweise diese Zellen auch mit runden nukleolenhaltigen Kernen und meist mit schmalem Plasma. Diese Formtypen sind ihre unreifen Jugendstufen und heißen „große Lymphocyten" oder „Makrolymphocyten". In Zwischenformen der Entwicklung können die großen Lymphocyten Kerne ohne Nukleolen und breiteres Plasma, die Monocyten Nukleolen und schmäleres Plasma haben, und es sind derartige Zwischenstufen der ontogenetischen Zellenentwicklung je nach der Prävalenz der Charaktere bald noch als große Lymphocyten zu bezeichnen, bald den Monocyten zuzuordnen.

2. Das pathologische Blut.
a) Die roten Blutkörperchen.

Morphologische Veränderungen der Erythrocyten treten, wenn wir von der Malariaparasiteninvasion absehen, ausschließlich bei anämischen Affektionen auf und sind somit das Symptom für ein bestehendes anämisches Syndrom. Die meisten und klinisch wichtigsten Anämien beruhen auf einer venenösen oder durch belebtes Virus verursachten degenerativ-erythrolytischen Intoxikation des Blutes, eventuell verbunden mit regenerativer Reaktion von seiten des Erythroblastenapparates des Knochenmarkes.

Entsprechend zerfallen auch die morphologischen Veränderungen der Erythrocyten in degenerative (hämolytische) und in regenerative (Jugendformen). Da auch die neu auftretenden Jugendformen von der intoxikativen Degeneration befallen werden können, findet man oft nicht nur im selben Blut nebeneinander Degenerations- und Jugendformen, sondern oft auch Symptome beider Vorgänge gemischt in einer Zelle (degenerierte Jugendformen, junge Degenerationsformen, Formen pathologischer Regeneration[1]). In den sog. aplastischen wie auch den klinisch als pseudoaplastische Formen imponierenden, aktiv-regenerativen Anämien findet man im Blut nur Degenerationsformen; es fehlen hier die Regenerationsformen.

Degenerationsformen.

Der Größe und Gestalt.
1. Die normal geformten Blutkörperchen zeigen ungleichmäßige Größe (Anisocytose). Neben abnorm großen Makrocyten findet man abnorm kleine Mikrocyten. Die Formen mittlerer normaler Größe heißen Normocyten.
2. Die verschieden großen Blutkörperchen zeigen unregelmäßige Formen (Keulen, Birnen, kleinste Fetzchen, Trümmer und Tröpfchen usw.). Poikilocytose und Schistocytose.

---

[1] Zu diesen Kombinationsformen gehören z. B. polychromatische oder basophil punktierte Poikilocyten, Poikilocyten mit Kernresten usw.

Des Farbstoffgehalts.
1. Die Blutkörperchen zeigen abnorm geringen Hb-Gehalt (Hypocytochromie). Sie färben sich nur äußerst blaß rosa.

α) Es besteht Dellenvergrößerung mit völliger partieller Hb-Freiheit im Zentrum des Blutkörperchens, und ein Rest von Hb-Farbstoff findet sich nur auf einer schmalen peripherischen Zirkumferenz, welcher Rest unter Umständen von normaler oder aber auch von herabgesetzter Farbenintensität sein kann (chlorotische Anochromie) [1]).

Bei sog. Chloroanämie können auch anämische Degenerationsformen chlorotisch erscheinen.

β) Es besteht eine diffuse Blässe gleichmäßig auf dem ganzen Blutkörperchen (anämische Hypochromie; bei den einfachen Formen der sekundären Anämie).

2. Die Blutkörperchen zeigen abnorm hohen Hb-Gehalt (Hypercytochromie; bei den perniziös anämischen Erythrocytenbildern).

Die cytomorphologischen Degenerationsformen und Dysmorphien sind der direkte Ausdruck der unmittelbaren anämischen bzw. der primären anämisierenden (zur Anämie und Oligocythämie führenden) Schädigung der Erythrocyten.

Bestehende Poikilocytose ist stets auch mit Anisocytose verbunden, doch gibt es Anisocytose ohne Poikilocytose.

Hypochromie und Hyperchromie kann auch, im Rahmen einer Anämie und Anisocytose, bei einzelnen normal gestalteten eumorphen Normocyten sich finden, meist ist die Störung der Färbbarkeit aber mit degenerativen Dysmorphien verbunden, und bei allgemeiner Isocytose und fehlender Anämie fehlen auch diese mikroskopischen Farbstoffveränderungen; bzw. umgekehrt bestehende Anisocytose und Poikilocytose ist stets mit gewissen Graden von anämischer Hypochromie oder Hyperchromie verknüpft. Sowohl die anisocytotischen wie auch die poikilocytotischen Blutkörperchen sind danach entweder hypochrom — das ist der Fall bei den gewöhn-

---

[1]) Ob die zelluläre Chlorose der Erythrocyten auf primärer Hypoplasie des Farbstoffes oder sekundärer Degeneration beruht, darüber besteht zurzeit noch Meinungsstreit.

lichen sekundären und symptomatischen Anämien; oder sie sind hyperchrom — das ist der Fall bei den sog. perniziösen Abarten der sekundären symptomatischen Anämien. Reine degenerative Dysmorphie ohne anämische Hypochromie oder Hyperchromie und reine Hypo- oder Hyperchromie ohne anämische Dysmorphien kommen nicht vor. Dagegen findet sich die chlorotische partielle Anochromie bei Normomorphie (gewöhnliche Chlorose) wie auch bei Dysmorphie (Chloroanämie); d. h. mikroskopische Cytochlorose findet man meist nur bei normal großen und normal gestalteten Erythrocyten; in seltenen Fällen aber erscheinen auch Makrocyten, Mikrocyten und Poikilocyten chlorotisch (Chloroanämie).

Jugendformen und Zeichen der Jugendlichkeit und Unreife.

1. Die Erythrocyten enthalten noch einen (rötlich) violetten Kern oder (violett) rötlichen Kernrest.

a) Kernhaltige Erythrocyten heißen „Erythroblasten". Sie führen radiär strukturierte runde Kerne „Radkerne". Man unterscheidet zwei Formarten, Megaloblasten und Normoblasten.

α) Kernhaltige Normocyten bezeichnet man als „Normoblasten", wenn sie im Jugendstadium einen dunkel färbbaren grobbalkigen Radkern[1]) führen. Man muß sowohl größere wie kleinere kernhaltige Erythrocyten mit gleichem normoblastischen Kerncharakter so bezeichnen.

β) Kernhaltige Makrocyten bezeichnet man schlechthin als „Megaloblasten", wenn sie einen zart und engmaschig strukturierten matt färbbaren radiär zentrierten Kern führen; es gehören aber auch kleinere Zellformen mit gleichem Kern hierher.

Die Megaloblasten sind gewöhnlich oligochrom (und leicht polychromatisch), die Normoblasten meist oder vielfach orthochromatisch. Normoblasten finden sich in allen Arten von Anämie (nicht bei einfacher reiner Chlorose), Megaloblasten nur bei den schwereren toxischen Formen mit stärkster regenerativer Inan-

---

[1]) Mit der Alterung wird der Kern durch Verkleinerung, Chromatinverdichtung und Parachromatinschwund pyknotisch.

spruchnahme des Knochenmarks, aber hier sowohl bei den einfach sekundären, wie den hyperchromen-anämischen perniziösen Formen.

b) Die **Kernreste** sind kleine runde, meist singuläre (durch Chromatolyse pyknotischer Kerne entstandene), seltener multiple (durch Karyorrhexis jugendlicher Radkerne entstandene) basophile Körper, die die violett-rote Farbreaktion des Chromatins geben und im übrigen strukturlos sind. Erstere, die sog. Jollykörper, finden sich bei allen Formen, letztere nur bei den schweren toxisch-myelopathischen Formen der Anämie.

Sie sind das Zwischen- oder unmittelbare Vorstadium der vollständigen Entkernung und kennzeichnen das Übergangsstadium eines Erythroblasten in einen Erythrocyten[1]).

2. Die Blutkörperchen enthalten teilweise **basophiles (blaues) Protoplasma**, als Reste des basophilen Spongioplasma lymphoider Hb-freier Vorstufen, aus denen sich die Erythroblasten ursprünglich entwickelten.

Diese Basiplastinreste kennzeichnen ein Vor- oder Zwischenstadium der kompletten Entfernung der Plasmabasophilie aus jenen lymphoiden basoplasmatischen Vorstufen (Hämoblasten, Proerythroblasten oder Erythrogonien), aus denen die basoplasmafreien, rein Hb-haltigen, „orthochromatischen" Erythroblasten und Erythrocyten hervorgehen.

α) Die Blutkörperchen zeigen eine mehr oder weniger **starke diffuse basophile (bläuliche) Verfärbung ihres Protoplasmas (Polychromophilie)**.

Diese Erscheinung findet man bei kernlosen wie kernhaltigen, normomorphen wie pathomorphen, ja sogar auch basophil punk-

---

[1]) Zwischen der Erscheinung der multiplen karyorrhektischen Kernreste und dem intakten Erythroblastenkern steht als Übergangsstadium der Zustand der rosettenformigen Kernwandknospung eines jungen strukturierten Kerns. Ebenso steht die Pyknose zwischen Strukturkern und Jollyschem singulären Restkörper. Die Kernreste ihrerseits sind das Zwischenstadium zwischen intaktem Kerngehalt und völliger Kernlosigkeit. Der Jollysche singuläre Kernrest ist dabei ein Zwischenstadium auf dem Wege der normalen Entkernung durch konzentrische periphere Einschmelzung und Chromatolyse eines pyknotischen Alterskerns. Die multiplen Kernreste sind das Produkt der pathologischen degenerativen Entkernung durch Umwandlung und Karyorrhexis eines noch wohl strukturierten jugendlichen Radkerns.

tierten roten Blutkörperchen. Sie geht stets mit einer gewissen relativen Hb-Armut des betr. befallenen Blutkörperchens einher, da der für Hb bestimmte Raum durch Basoplasma substituiert ist [1]).

Die Polychromasie ist die einfachste anämische Erscheinung. Sie findet sich schon bei der geringsten funktionellen regenerativen Reizung des erythroblastischen Knochenmarks, gewissermaßen schon innerhalb der physiologischen Breite.

Sie kann also völlig isoliert als einzigstes Symptom und dann oft nur in ganz geringer numerischer Extensität und zellindividueller Intensität auftreten, wo sie dann, d. h. ohne sonstige anämische Symptome, oft für eine bloße regenerative Blutmauserung (vermehrten Blutnachschub) nach stattgehabter posthämorrhagischer Bluteinschmelzung (z. B. Menstruation) anzeigt. Als solche findet sie sich besonders auch im Blute jugendlicher Individuen. Sonst aber findet sie sich natürlich auch als begleitende Teilerscheinung von hoher Extensität und Intensität bei den schwersten Anämien neben sonstigen anämischen Symptomen.

β) Die roten Blutkörperchen enthalten eine multiple feinere oder gröbere basophile (blaue) Punktierung ihres Protoplasmaleibes [2]).

Diese besteht in einer bald rundlichen, bald ovalen, bald stäbchenförmigen Besprenkelung aus zirkumskripten Körnchen.

Auch sie findet sich sowohl in kernlosen Erythrocyten wie in kernhaltigen Erythroblasten, Megaloblasten wie Normoblasten, oft bei ganz intaktem Kern, ferner auch in Erythrocyten mit singulären, seltener multiplen Kernresten und in polychromatischen Formen. Mit anderen Worten: die basophile Punktierung tritt nicht nur in orthochromatischen Rotzellen auf, sondern kann auch mit Polychromasie kombiniert sein.

---

[1]) Es gibt also degenerative zelluläre Hb-Armut durch Hypochromie orthochromatischer Erythrocyten und regenerative Hb-Armut durch Polychromasie.

[2]) Diese Erscheinung muß von den multiplen (rötlichen) Kernresten unterschieden werden.

Sie findet sich, kombiniert mit sonstigen anämischen Blutsymptomen, bei den verschiedensten toxischen Anämien, ferner auch bei den Chloroanämien[1]) allenthalben als Zeichen pathologischer Regeneration. Als alleiniges und nahezu einziges anämisches Symptom findet sie sich besonders bei der chronischen Bleivergiftung (als Zeichen einer Stimulation der Knochenmarksfunktion), wo sie dann als solches geradezu von pathognomonischer Bedeutung ist.

3. Die Symptome der Unreife in bezug auf Kern und Plasma können ebenfalls in einer Zelle kombiniert auftreten. Es sind das also z. B. rote Zellen mit Kern oder Kernresten, die zugleich noch Reste von diffusem oder punktförmigem Basoplasma führen (polychromatische oder basophil punktierte Erythroblasten, polychromatische oder basophil punktierte Jolly-Erythrocyten usw.).

Das Auftreten von erythrocytiven Unreifeerscheinungen kennzeichnet sekundäre regenerative Knochenmarksbestrebung bei bestehender Anämie.

Als Symptome pathologischer Regeneration, wie sie sich nur bei toxogenen Anämien finden, haben zu gelten: Megaloblasten, Erythroblasten mit Kernwandsprossungen, Erythrocyten mit multiplen Kernresten, Erythrocyten mit basophiler Punktierung. Bei einfachen Anämien finden sich nur Zeichen normaler Regeneration, bei toxischen Anämien solche normaler und pathologischer Regeneration.

Es handelt sich bei den Erscheinungsformen der pathologischen Regeneration lediglich um abnorme Pathomorphien des Regenerationsvorganges, in der Hauptsache und in erster Linie aber um etwas Regeneratives, ein regeneratives Moment mit pathologischem Einschlag. Sie finden sich bei toxisch alterierter Regeneration, bei der Regeneration toxischer Anämien. Diese Dinge sind verschieden und zu unterscheiden von den Kombinationen aus Form- oder Farbstoffdegeneration mit Unreifezeichen der (normalen oder pathologischen) Regeneration (z. B. Poikilocyt mit Jollyschem Kernrest).

---

[1]) Unter Chloroanämien verstehen wir Kombinationen anämischer Symptome mit bloßer Chlorose des Blutes, unter Chloroleukämien aber leukämische Chloromatosen.

Wir haben gehört, daß folgende Erscheinungen sich miteinander kombinieren können:
degenerative und regenerative,
Degeneration der Form und des Blutfarbstoffes,
Unreife hinsichtlich des Vorhandenseins eines Kernes oder Kernrestes, und des Vorhandenseins von diffusen oder multiplen Basoplasmaresten.

In jedem Fall ist bei solchen Kombinationsformen eine eingehende cytologische Analyse vonnöten; z. B. bei einem hypochromen, basophil punktierten Poikilocyt mit multiplen Kernresten handelt es sich um eine Kombination von Degeneration des Blutfarbstoffes verbunden mit degenerativer Pathomorphie, ferner um pathologische Unreifeerscheinungen sowohl hinsichtlich des Kerns wie des Cytoplasmas.

b) Die Blutplättchen.

Sie erscheinen stark vermehrt und vergrößert, u. a. besonders bei der Chlorose, wo man sie also in dieser Kondition neben sonstigen chlorotischen Blutsymptomen findet.

Dagegen findet man sie im hämatologischen Syndrom der perniziösen Anämie außerordentlich spärlich oder womöglich ganz fehlend

c) Pathologische Morphologie der Leukocyten.
Jugendformen.

Jugendformen können in selteneren Fällen auftreten schon bei den gewöhnlichen Leukocytosen (seltener Lymphocytosen), treten aber stets auf bei den myeloleukämischen und lympholeukämischen Hyperleukocytosen.

1. Die Mutterzellen der kleinen Lymphocyten und Vorstufen der Monocyten, die außer bei Kindern besonders bei chronischen, besonders auch akuten Lympholeukämien im Blut auftreten, sind die sog. lymphoblastischen Makrolymphocyten oder großen Lymphocyten.

Sie erscheinen wie gleichmäßig vergrößerte Lymphocyten, bieten also völlig den Charakter und Habitus der Lymphocyten, speziell auch hinsichtlich der Azurkörnung und des Lymphocytenkerns dar, nur daß sie in allen Dimensionen vergrößert erscheinen.

Von ihren Altersformen, den großen Monocyten, unterscheiden sie sich also durch den strenger rundlichen Kern und durch das gewöhnliche Auftreten von 1—2 unscharfen Nukleolen in diesem.

2. Auch die polynukleären Leukocyten haben ihre eigenen Vorstufen. Hier muß man die ontogenetischen Jugendstadien dieser Zellformen des normalen Blutes von ihren phylogenetischen Vorarten unterscheiden.

In den myeloleukämischen Hyperleukocytosen treten beide Unreifeformen, die unmittelbaren ontogenetischen Vorstufen und die phylogenetischen Vorarten, stets im Blute auf, bei den einfachen Leukocytosen, speziell in deren höchsten Graden, allenfalls nur die ersteren.

α) Die ontogenetische Vorstufe der verschieden gekörnten polynukleären Leukocyten ist der betr. (neutrophile oder eosinophile) sog. Myelocyt.

x) Es ist dies eine ganz ebenso gekörnte Zelle von gleichem (oxyphilem) Protoplasmaverhalten wie ein polynukleärer Leukocyt, bloß daß sie nur Einen mehr oder weniger rundlichen oder einfach gebuchteten, auf alle Fälle, trotz eventueller Kernlappung, deutlich einheitlichen Kern mit deutlich in Chromatin und Parachromatin differenzierter Kernstruktur von grobmaschiger Felderung führt.

y) Metamyelocyt heißt das Zwischenstadium in der Entwicklung vom obengenannten Myelocyt weiter zum polynukleären Leukocyt des normalen Blutes.

In dieser Körnchenzelle ist der Kern zwar gebuchtet und auch oft fast schon ganz ebenso schlank und grazil gestaltet wie im polynukleären Leukocyten, aber noch nicht bis zu seiner vollständigen Komplexität ausgestaltet und entwickelt. Der Kern ist nur polymorph band- und schleifenförmig geschlängelt, aber die polymorphen Kernlappungen sind hier ohne Fadenbrükken und noch nicht in polymere Teilsegmente zerlegt.

Der Metamyelocyt ist also die unmittelbare morphologische Entwickelungsvorstufe des polynukleären Leukocyten, der als solcher schon bei den geringsten Graden leukocytotischer Reizung im Blute auftritt. Der

polynukleäre Leukocyt ist also nur ein blutreifer, gealterter, ausgereifter, funktionstüchtiger Myelocyt,
β) Die phylogenetischen Vorarten der granulierten Leukocyten sind die artlichen Vorstufen des Myelocyten, also gewissermaßen unfertige Myelocyten.

x) Der lymphoide Myelocyt oder eigentliche Leukoblast ist eine meist schwach basophile lymphoide Zelle mit Myelocytenkern, frei von neutrophiler oder eosinophiler Körnung, allenfalls wie die sonstigen normalen und pathologischen Lymphoidzellen versehen mit (myeloischer) azurophiler Körnung (ungekörnter basoplasmatischer Myelocyt).

Dieser Leukoblast, der in seinen breitleibigen und buchtkernigen Altersstufen eine Art pathologischer Monocyten vorstellt, unterscheidet sich vom Makrolymphocyt und Monocyt des Normalbluts sehr schwierig und wenig; besonders durch das Fehlen von Nukleolen in einem Myelocytenkern (s. o. sub α) und eine, wenn sie auftritt, viel reichlichere, oft gröbere und dunklere (myeloische) Azurkörnung.

Nukleolenfrei ist nun allerdings ja auch der Monocyt. Von ihm insbesondere unterscheidet sich der Leukoblast nur noch durch die besondere Myelocytenstruktur des Zellkernes, durch die gröbere myeloische Azurkörnung und eine oft vorhandene geringe Tendenz des Cytoplasma zur schwachen Oxyphilie (leichter Lilaton des Protoplasmas).

y) Zwischen Leukoblast (ungekörnter Myelocyt) und oxyplasmatischem gekörnten Myelocyt steht der neutrophile und eosinophile Promyelocyt.

Es ist dieses gewissermaßen ein Myelocyt, der seine Körnelung in einem noch basophilen Protoplasma führt, bzw. es ist in gewissem Sinne ein gekörnter Leukoblast. Diese Formen sind besonders deutlich und typisch in der eosinophilen Reihe, wo man sie bei Myeloleukämien schön ausgebildet antrifft. Bei den Mastzellen fehlt entsprechendes. Bei den neutrophilen Promyelocyten im speziellen ist die unreife ε - Körnung nur schwer distinkt darstellbar. In dieser speziell neutrophilen Zellreihe repräsentieren sich die Promyelocyten als Leukoblasten mit amphochromophilem, also nur partiell noch basophilem, partiell aber auch schon oxyphilem Plasma (s. oben die Polychromasie der Erythrocyten). Sie unterscheiden sich von polychromatischen Erythroblasten dadurch, daß letztere erythroblastischen Radkern und diffus bläulich-rosa gemischtes Plasma aufweisen, dagegen die neutrophilen Promyelocyten einen Myelocytenkern haben und ein Plasma, in dem Basiplastin und Oxyplastin schärfer lokal differenziiert sind.

γ) Schließlich findet man in Myeloleukämien als allertiefste Urform der myeloidzelligen Entwicklung noch eine lymphoide basophile ungekörnte Zellform, welche wir als die gemeinsame indifferente Stammform der Lymphocyten und Leukocyten ansehen. Es ist dieses der sog. Großlymphocyt oder besser Lymphoidocyt. Der Lymphoidocyt ist eine oft stark basophile, oft mit (myeloischer) Azurkörnung versehene Zellform, welche eine ganz eigene, von allen anderen Zellarten abweichende, äußerst feinnetzige granuläre (leptochromatische) Kernstruktur, oft mit mehreren scharfen (bis zu 4) basoplasmatischen Nukleolen besitzt.

Durch diese besondere Kernstruktur unterscheidet sich diese Zellart sowohl von großen Lymphocyten wie auch von Leukoblasten und Monocyten. Außerdem ist bei den Makrolymphocyten, Monocyten und Leukoblasten der Kern stets dunkel gefärbt im Verhältnis zum mehr oder weniger schwach basophilen und spongioplasmatisch deutlich strukturierten Cytoplasma. Beim Lymphoidocyt aber ist der Kern gewöhnlich relativ hell im Verhältnis zum glatt konturierten, meist schmalen und mittelbreiten, seltener (nur bei den selten auftretenden älteren Formen) ganz breiten mehr oder weniger stark basophilen Plasmasaum [1]). Natürlich gibt es noch zwischen

---

[1]) Der Metamyelocyt ist die nächste ontogenetische Weiterentwicklungsstufe des Myelocyt, die unmittelbare Vorstufe des polynukleären Leukocyt; der Promyelocyt ist die nächst vordere Vorstufe des Myelocyt in seiner phylogenetischen Entwicklung aus dem

Lymphoidocyt und fertig ausgebildetem typischen Leukoblast alle genetischen Übergangsformen.

Während diese Zellform nachweislich durch alle Übergänge in die schwächer basophilen Leukoblasten übergeht, hat sie mit den kleinen und großen Lymphocyten einen gewissen äußerlichen Lymphocytencharakter der Zelle und des Kerns gemeinsam, der in einer hochgradigen Tendenz des Kerns zur Rundlichkeit und in einem oftmals ziemlich reichlichen Gehalt an Nukleolen besteht.

Diese Zellen sind es, welche in den akuten myeloischen Leukämien oft fast bis zur Isoliertheit prävalieren, Stammzellen - Leukämien (Myeloblastenleukämien der Dualisten).

Wie die Makrolymphocyten die Mutterzellen der normalen kleinen Lymphocyten sind, so produzieren auch diese großen Lymphoidocyten eine Tochterart **kleiner pathologischer Knochenmarkslymphocyten** (Myelolymphocyten) die den normalen lymphatischen Lymphocyten außerordentlich ähnlich sind. Es sind das Zellformen, die einen Typ der sog. **Sternbergschen Leukosarkomzellen** ausmachen, die sich also bei gewissen Formen von Leukämie finden, welch letztere aber, wie die neueren Untersuchungen zeigen, keineswegs stets auf sarkomatöser Basis beruhen. Diese **Mikrolymphoidocyten** haben aber ihre eigene spezifische leptochromatische Kernstruktur, während die Lymphocyten pachychromatisch sind.

Dagegen teilen die Leukoblastenkerne und speziell die der Mikroleukoblasten mit denen der Lymphocyten die beginnende Anlage zur deutlichen Differenzierung der Kernstruktur in Chromatin und Parachromatin.

γ') Als **Riedertypen** bezeichnet man große und kleine **Lymphoidocyten** und **Mikrolymphoidocyten** mit einer atypisch polymorphen leukocytoiden Kernformation (pathologische Alterungsformen derselben). Auch sie finden sich besonders gern bei akuten und

---

Leukoblast. Promyelocyt steht zwischen Leukoblast und Myelocyt, Metamyelocyt zwischen Myelocyt und polynukleärem Leukocyt.

gelegentlich auch sarkoiden Myeloleukämien, im letzteren Falle als besonderer Typ von Leukosarkomzellen. Sie sind das Zeichen einer sehr überstürzten perakuten Zellbildung mit bloßer Zellvermehrung ohne Differenzierung, bei der schon die artlich noch unreifen Zellen allein im Kern altern, und zwar über das normale Maß der ihnen zukommenden Polymorphose hinaus, und so infolge einer Regulationsstörung der Zellentwicklung, eines Mißverhältnisses zwischen artlichem und cytotypem Entwicklungstrieb, eine vorschnelle zu weit gehende ontogenetische Reifung erstreben, ohne daß das Plasma entsprechend phyletisch mitreift und sie zu Funktionszellen differenziert.

Degenerationsformen.

Hierher rechnet man, von sonstigen eigentlich direkten Degenerationstypen (wie den bei allen akuten Leukämien auftretenden Klein-Gumprechtschen Kernschatten der Makrolymphocyten und Lymphoidocyten) abgesehen, besonders die sog. Reizungs- oder Plasmazellen.

Es sind das Umwandelungsprodukte der verschiedensten kleinen und großen Lymphoidzellen des normalen und pathologischen Blutes, speziell der kleinen und großen Lymphocyten, Leukoblasten und Lymphoidocyten, inklusive der Monocyten.

Sie zeichnen sich aus durch abnorm starke Basophilie des Zelleibes, die wohl stets frei ist von azurophiler Körnung, dafür aber oftmals kleinste Vakuolen (vermutlich Fettbehälter im Protoplasma) führen.

Der Kern ist je nach der Genese der betr. Generationsform bald lymphocytär, bald leukoblastisch, bald lymphoidocytär.

Eine spezifische und elektive Plasmazellenleukocytose kommt nicht vor, vielmehr begleiten diese Zellformen das leukocytotische Auftreten ihrer Ursprungszellen. Genauer sind die Gesetze ihres Erscheinens nicht erforscht; sie dürften bei den verschiedensten entzündlichen, speziell auch granulomatösen Reizungen des hämatopoetischen Apparates gebildet werden. Da sie auch bei leukämischen Leukocytosen auftreten (speziell die lymphoidocytären Formen), ja sogar hier oft an Zahl prävalieren, so würde das für den entzündlichen Charakter auch der betr. Leukämien sprechen.

## C. Semiologie und hämatologische Differentialdiagnostik der wichtigsten symptomatischen Blutveränderungen aus dem Bluttrockenpräparat.

1. Mikroskopische Veränderungen[1]) am roten Blut.

Solche finden sich (abgesehen von der parasitären Infektion der Körperchen durch Malariaerreger) im Blut allein bei den verschiedenen sekundäranämischen Affektionen von seiten des medullären Erythroblastenapparates.

Man findet bei diesen anämischen Affektionen, abgesehen von einer verminderten Zahl (Oligocythämie) und absoluter Verringerung des Hb-Gehaltes (Oligochromämie), eine gegen die Norm veränderte Morphologie der roten Blutkörperchen.

Und zwar finden sich stets als konstantestes Symptom verschiedene morphologische Degenerationen der Form und Größe, wie Anisocytose und Poikilocytose.

Während bei der Chlorose eine spezifische Verminderung des Hb-Gehaltes das einzige morphologische Symptom von seiten der Erythrocyten ist, treten bei den eigentlichen Anämien (primär hämolytischer Natur) im engeren Sinne, seien sie nun einfach sekundärer oder perniziös-sekundärer Natur, außerdem noch die genannten morphologischen Degenerationen auf.

Hier bei den Anämien findet man nun aber weiter auch oft, aber keineswegs notwendig, neben der stets bestehenden morphologischen Degeneration die verschiedensten Formen von Blutkörperchenunreife als Zeichen der regenerativen Bestrebung des Erythroblastenapparates. Solche sind Kernhaltigkeit (Erythroblastose), ferner Polychromophilie und basophile Punktierung der kernlosen Normocyten sowie der degenerativen Makro- und Poikilocyten und der kernhaltigen Erythroblasten.

Das Auftreten der genannten Jugendformen spricht für

---

[1]) Veränderungen der Zellzahl und des absoluten Hb-Gehaltes, die mit anderen hämatologischen Methoden als denen der Mikroskopie festzustellen sind, finden sich in Form von Herabsetzung bei Anämie, in Form von Erhöhung bei Polyglobulie.

funktionelle Aktivität oder Plastizität des Knochenmarkes; ihr Fehlen im Blut nicht dagegen; d. h. also nicht für aplastische Anämie, obwohl selbstredend die sog. aplastischen Formen der einfachen und perniziösen Anämien stets ohne Auftreten von Jugendformen im Blut einhergehen.

Man unterscheidet im übrigen die stets sekundären Anämien in einfach-sekundäre (hypochrome) und perniziös-sekundäre (hyperchrome), ferner in primär hämopathische = sekundär myelopathische, und in primär myelopathische Formen.

Bei den **einfachen Anämien** besteht Hypocytochromie der einzelnen Erythrocyten normaler und anisocytotischer, eventuell auch poikilocytotischer Form.

Wenn Myelopathie und regenerative Knochenmarksreizung als Folge der primären Hämopathie zugleich besteht, so treten Jugendformen auf, und zwar alle Arten von Erythroblasten, also sowohl Normo- wie Megaloblasten. Letztere finden sich aber nur bei den toxogenen Varietäten der Anämien, d. h. bei den sekundären Anämien toxogener Ätiologie.

Die **sog. perniziösen Blutbilder der Anämie** erkennt man an einem spezifischen hämatologischen Symptomenbild, bestehend in Hypercytochromie der normomorphen und pathomorphen kernlosen Erythrocyten. Auch hier finden sich alle Arten unreifer Zellentwicklungs- oder Regenerationsformen, speziell Normoblasten so gut wie Megaloblasten.

Das Auftreten von Megaloblasten spricht also gegen einfache posthämorrhagische Anämie, nicht aber gegen einfache toxogene Anämie; es ist ein Zeichen für bestehende (toxogene) Myelopathie, kein Zeichen für bestehende perniziöse (hyperchrome) Anämie. Entsprechend spricht ihr Fehlen im Blut nicht gegen die sog. perniziöse Form. Also kann bei reaktiver (nicht aplastischer) perniziöser Anämie sowohl Erythroblastose im allgemeinen wie Megaloblastose im besonderen im Blute fehlen (ebenso wie bei sog. aplastischer Anämie). Die Poikilocytose findet sich bei einfachen wie perniziösen Anämien nur erst in deren höheren Graden. Es resultiert also als Mindestsymptom einer perniziösen Anämie von seiten der roten Blutkörperchen lediglich eine Hypercytochromie degenerativer Anisocyten. Das rote Blutbild der perniziösen Anämie unterscheidet sich also von dem der einfachen Anämie konstant nur durch die Hypercytochromie.

Bei der **Chlorose** besteht ein zirkumskript zentraler Farbstoffmangel (Anochromämie) der einzelnen normal großen roten Blutkörperchen geringeren oder größeren Grades.

Oft aber ist die Chlorose auch noch mit anämischen Symptomen degenerativer (Anisocytose, Poikilocytose) oder regenerativer (Polychromophilie, basophile Punktierung) Natur verbunden (Chloroanämie.)

Bei der Bleivergiftung findet man oft als einzigstes Blutsymptom, also ohne sonstige obligatorische Erscheinungen von Anämie, regenerative basophile Punktierung neben gewöhnlicher Polychromophilie.

Vermutlich spricht dieses Symptom weniger für das Bestehen einer Anämie (einer reaktiven Regeneration bei Anämie), da ja sonstige degenerative Symptome fehlen, als für eine primäre funktionelle Knochenmarksstimulation ähnlich der der Eisen-, Arsen- und Quecksilberwirkung.

Polychromophilie, diese einfachste und banalste Form der Erythrocytenjugendlichkeit, kann natürlich die verschiedensten Formen anämischer Regeneration begleiten.

Als einzigstes Symptom ohne sonstige anämische Erscheinungen findet sie sich als erstes Zeichen der Blutverjüngung schon bei einfachsten Hämorrhagien (wie Menorrhöe) als Zeichen bloßer funktioneller Irritation des Erythroblastenapparates, ohne daß gleich eine ausgesprochene Anämie zu bestehen braucht.

Zusammenfassung.

Chlorose. Spezifische zentrale Anochromämie der normalen Erythrocyten, oft Blutplättchenvermehrung und Vergrößerung sowie Leukocytose.

Einfach sekundäre Anämie. Stets Anisocytose mit Hypochromie, in den höheren Graden auch hypochrome Poikilocytose. Polychromophilie geringen oder größeren Grades ist stets vorhanden. In den reaktiven Fällen können auch noch basophile Punktierung und Normoblasten, bei den toxischen (nicht posthämorrhagischen, aber mit toxischen Hämorrhagien einhergehenden) Formen können auch Megaloblasten auftreten als Zeichen pathologischer Regeneration bzw. bestehender toxogener Myelopathie. Das Fehlen von Erythroblasten im Blut spricht nicht sicher für Aplasie des Markes. Ferner besteht meist Blutplättchenvermehrung und Vergrößerung, sowie oft absolute neutrophile Leukocytose.

Chloroanämie ist Kombination von Chlorose und einfacher Anämie.

Perniziös anämische Blutbilder[1]) am Erythrocytenbestandteil des Blutes. Hyperchromie bei Anisocytose und in schweren Fällen auch Poikilocytose und Schistocytose. In reaktiven Fällen können alle Arten von Jugendformen, speziell auch Megaloblasten auftreten. Ihr Fehlen im Blut spricht also nicht gegen perniziöse und für einfache Anämie, auch nicht sicher für die aplastische Form. Speziell beim kryptogenischen Morbus Biemer besteht außerdem Blutplättchenmangel, sowie relative Lymphocytose bei normaler Leukocytenzahl oder rechts verschobener Leukopenie.

2. Mikroskopische Veränderungen am Leukocytenbestandteil des Blutes.

Solche finden sich im Blut als symptomatischer Ausdruck der verschiedenen (funktionell-irritativen, toxisch metaplastischen oder hyperplastischen) Alterationen des lymphatischen sowie des medullären Leukoblastenapparates. Hier treten besonders Veränderungen der Zahl und der Zahlenverhältnisse sowie der Qualität (atypische Formen in Gestalt von Jugendstadien) in die Erscheinung.

Die hier in Betracht kommenden Blutsymptome sind

a) die sekundären Leukocytosen und Lymphocytosen als Ausdruck einer reaktiven sekundären. funktionell chemotaktischen (vom Blut aus), oder auch einer primären (direkt toxisch metaplasierend am leukocytoblastischen Gewebe angreifenden) Irritation des hämopoetischen Apparates; ersteres sind die aktiven, letzteres die passiven Leukocytosen.

b) die lymphadenoide und myeloide Blutleukämie als symptomatische Begleiterscheinung einer direkten

---

[1]) Z. B. bei Bothriocephalus, bei Jaksch'scher Kinderanämie, bei akuter Leukanämie. Die perniziöse Anämie im engeren Sinne $\varkappa\alpha\tau$' $\dot{\varepsilon}\xi o\chi\acute{\eta}\nu$ ist allein der kryptogenetische Morbus Biemer.

primären idiopathischen Hyperplasie des lympho- und leukopoetischen Apparates.

Die hyperplastischen Blutleukämien und die toxisch metaplastischen Leukocytosen sind passive Abstoßungsleukocytosen, die chemotaktischen funktionellen Leukocytosen und Lymphocytosen sind aktiv-reaktiver Natur. Die funktionellen aktiven Leukocytosen sind aber meist auch noch mit metaplastischer Reizung und Leukocytose verbunden[1]).

Das gewöhnlichste Anzeichen einer einfachen Leukocytose und die gewöhnlichste Erscheinungsform auch einer Blutleukämie ist allerdings die quantitativ numerische Vermehrung der Leukocytenzahl.

Da aber auch sowohl funktionelle Irritationsprozesse wie leukämische Alterationen des blutbildenden Apparates ohne Vermehrung der Leukocytenzahl im Blut bestehen können (leukopenische Form der Leukocytosen, aleukämische oder subleukämische Form der Leukämie), so hat man das ausschlaggebende Blutanzeichen dieser Prozesse mehr in der Qualität des mikroskopisch leukocytären Blutbildes zu suchen. In beiden Affektionen wird nämlich das Auftreten von Jugendformen im Blut beobachtet. Das etwaige Auftreten von Jugendformen ist also das eigentlich maßgebliche Symptom für das Bestehen einer einfachen oder leukämischen Leukocytose. Der Unterschied ist aber der: Bei den Leukocytosen kann es, namentlich in höheren Graden, zum Auftreten von Jugendformen kommen; bei den Leukämien kommt es stets und obligatorisch zum Auftreten von solchen.

Bei den **Leukocytosen** kommt es, wenn überhaupt Jugendformen auftreten, meist und gewöhnlich nur zu mehr oder weniger spärlichem Auftreten der unmittelbaren ontogenetischen Vorstufen der reifen polynukleären Leukocyten bzw. bei den Lymphocytosen, der gewöhnlich mehr oder weniger breitleibigen Lymphocyten, also dort in erster Linie zum Auftreten

---

[1]) Auch die infektiösen akuten Leukämien dürften vielleicht eher zu den metaplastischen Leukocytosen als zu den echten hyperplastischen Leukämien gehören. Indes dürften Übergänge zwischen einfacher toxischer Metaplasie und Metahyperplasie bestehen, bzw. die Hyperplasien sind mit toxischer Metaplasie in Form der Hypermetaplasie kombiniert.

von Metamyelocyten und allenfalls Myelocyten, hier zum Auftreten äußerst schmalleibiger, quasi nacktkerniger Lymphocyten.

Bei den **Leukämien** kommt es stets und sogleich zu einem massenhaften Auftreten von Jugendformen, und zwar nicht nur der genannten ontogenetischen Vorstufen, sondern stets auch noch der noch tiefer stehenden phylogenetischen Vorarten: bei den Myeloleukämien also zum Auftreten von Promyelocyten und Leukoblasten, vor allem aber konstant zum Auftreten von mehr oder weniger zahlreichen unreifer Stammzellen (Lymphoidocyten), oft zahlreicher einkerniger Mastzellen und Erythroblasten (seltener Megakaryocyten); bei den Lympholeukämien zum Auftreten von lymphoblastischen Makrolymphocyten und vereinzelter lymphoidocytärer Stammzellen.

Wesentliche Unterschiede zwischen einfachen Leukocytosen im allgemeinen und typischen Leukämien sind also die, daß die Leukocytosen im engeren Sinne einseitig unizellulär, spezifisch elektiv, die typischen Myeloleukämien aber gemischtzellig sind, daß dort die reifen Blutzellen prävalieren und nächst ihnen ihre nächstvorderen ontogenetischen Vorstufen auftreten; bei der Myelämie aber sogleich die unreifen ungekörnten und gekörnten phylogenetischen Vorstufen auftreten und vor den normalen reifen Zellen prävalieren, vor allem daß indifferenteste Stammzellen auftreten. Bei der einfachen Lymphocytose treten somit in der regenerativen Phase nur schmalleibige nacktkernige Jugendformen kleiner Lymphocyten auf, bei Lymphämie aber auch makrolymphocytäre Mutterzellen.

Je akuter die betr. Leukämie verläuft, um so mehr prävalieren die phylogenetischen Unreifeformen vor den ontogenetischen Jugendformen, die lymphoiden Vorarten vor den granulierten.

Die hämosemiologische Verschiedenheit zwischen Leukocytose und Leukämie im allgemeinen (Lymphocytose und Lymphämie, Leukocytose und Myelämie im besonderen) folgt daraus bzw. läßt darauf schließen, daß bei der chemotaktischen Leukocytose in der regenerativen Phase II derselben der chemotaktisch-regenerative Reiz vom Blut aus rückwärts immer auf die nächstvorderen unreifen Vorstufen der reifen Funktionszellen im hämatopoetischen Gewebe zurückwirkt; daß bei der Leukämie aber in erster Linie der Nisus formativus auf die Stammzellen wirkt, wodurch vor allem eine Vermehrung (mit ev. Ausfuhr und Ausstoßung) der tiefsten unreifsten Bildungszellen durch den hyperplastischen Reiz statthat, mit zwar absolut gegenüber der Norm vermehrter, aber im Verhältnis zur hyperplastischen Vermehrung relativ verringerter Metaplasie dieser germinativen Bildungszellen zu reifen Funktionszellen. Je akuter die myeloische Leukämie, um so mehr präValiert die Hyperplasie der Lymphoidzellen vor ihrer differentiellen Metaplasie, die Zahl der Agranulocyten also vor der der Leukocyten. Bei der akuten Lymphämie prävalieren entsprechend die Makrolymphocyten vor den kleinen Lymphocyten.

Außerdem können, was bei den Leukocytosen nie der Fall ist, noch je nach der Individualität des Falles verschiedene **Atypien** der Zellbildung als Zeichen überstürzter ontogenetischer Zellreifung und unvollkommener Differenzierung beobachtet werden, so besonders bei der **Myeloleukämie** polynukleäre Zwergleukocyten und Zwergmastzellen oder polynukleäre Riesenleukocyten, polynukleäre ungekörnte (aber oxyplasmatische) Leukocyten, polynukleäre basoplasmatische (ungekörnte) Leukocyten (Leukoblasten mit Kernpolynuklearität) und polymorphkernige Lymphoidocyten oder sog. Riederzellen. Oft werden auch Mitosen gefunden, was bei Leukocytosen nie der Fall ist.

Vielfach fehlen bei den sogen. atypischen Leukämien Mastzellen ganz, oft außerdem auch noch die Eosinophilen, ein Beweis, daß das Auftreten dieser Zellen kein notwendiges Ingrediens der Myloleukämien ist. Es resultieren dann atypische, einseitig neutrophile Neutroleukämien[1]). In noch akuteren Fällen bleiben auch die neutrophilen Zellen fort, und es restieren allein ungekörnte lymphoide Leukoblasten und Lymphoidocyten, welche Fälle ein dann rein hämatologisch von den akuten Lympholeukämien, die vorwiegend Stammzellen-Leukämie mit Makrolymphocyten und lymphoplastischen Zellen einhergehen, schwer, kaum oder gar nicht zu unterscheiden sind.

Bei den **Lympholeukämien** beobachtet man außer amitotischen Zellteilungen von gelegentlichen Atypien vor allen Dingen

---

[1]) Von den toxisch-metaplastischen elektiv neutrophilen Leukocytosen unterscheiden sie sich durch das Vorhandensein von Lymphoidocyten, die bei letzteren stets fehlen.

lymphocytäre Riederformen (polymorphkernige Lymphocyten), bei denen der Typus der Kernpolymorphie etwas von dem der myeloischen Riederformen abweicht.

Oft gehen Lympholeukämien (außer mit myelophthisischer Anämie) mit einer begleitenden myeloischen Reizungsleukocytose und infolgedessen auch Myelocytose einher, während sich, besonders bei akuten atypischen Myeloleukämien oft hämotoxische hyperchrome Anämie findet.

Als ein ziemlich zuverlässiges Unterscheidungsmittel zwischen akuter Lympholeukämie und akuter myeloischer isolierter Stammzellenleukämie kann gelegentlich, wenn es vorhanden ist, das Auftreten von neutrophilen promyelocytären Weiterentwickelungsformen bei der Myeloleukämie angesehen werden, welche, als phylogenetisch unreife Zellen, bei einer Lympholeukämie mit konkomittierender Reizungsleukocytose nie beobachtet werden, da ja die Leukocytose sich über das Stadium der Myelocyten hinaus kaum je weiter nach links verschiebt. Es kann also eine funktionelle Myelocytose eine hyperplastische lympholeukämische Hyperlymphocytose begleiten, während eine hyperplastische lymphoidocytäre Leukämie auch mit einer Wucherung von Promyelocyten und deren Übertritt ins Blut einhergehen kann[1]).

Zusammenfassung.

Chemotaktische funktionelle Leukocytose. Vermehrte Zahl der normalen polynukleären Leukocyten oder Lymphocyten, eventuell (in der regenerativen Phase) mit akzidentellem Auftreten der unmittelbaren ontogenetischen Vorstufen dieser.

Das Auftreten dieser Vorstufen spricht auch ohne vermehrte Zahl, ja sogar bei verminderter Leukocytenzahl (Leukopenie) für das Bestehen einer funktionell leukocytotischen Reizung. Sie begleitet vielfach die hämotoxischen einfachen und hyperchromen Anämien.

Reizungsleukocytose. Leukoblastose, Plasmocytose, Myelocytose, oft verknüpft mit myelophthisischer Anämie (Abstoßungserythroblastose).

---

[1]) Die Myelocyten bei Lymphämie stammen aus dem nicht leukämischen, bloß leukocytotisch gereizten, die Promyelocyten bei Myelämie aus dem leukämisch hyperplasierten Myeloidgewebe.

Toxisch-metaplastische Leukocytose (oft ververknüpft mit chemotaktischer Leukocytcse und hämotoxischer Anämie): Leukoblastose, Promyelocytose, Myelocytose.

Leukämien. Das wichtigste und nie fehlende Symptom ist das Auftreten artlich unreifer Vorstufen der Leukocyten und Lymphocyten, also vor allen Dingen von Leukoblasten, und Makrolymphocyten bis herab zu den Stammzellen.

Dieses ist das wesentlichste qualitative Symptom. Alle anderen Symptome können fehlen, obwohl sie in den meisten Fällen die gewöhnlichen sind.

Hierher gehören vor allem die vermehrte Zellzahl, das Auftreten atypischer Zellformen und, bei der Myeloleukämie, ein komplett gemischtzelliges Blutbild von der Zusammensetzung des normalen Knochenmarks[1]), mit allen Stadien der cytophyletischen und ontogenetischen Zellentwickelung, während in den reinen Fällen von Lympholeukämie das Blutbild uniform und monoton lymphocytär ist.

Wie es aber histologisch atypische Myeloleukämien ohne Mastzellen und Eosinophile, also weniger gemischtzelliger als vielmehr einseitig neutrocytärer, ja sogar rein lymphoidzelliger Natur (oft mit prävalierenden normalen und pathologischen Altersstufen dieser Lymphoidzellen) gibt, so gibt es umgekehrt auch in gewissem Sinne hämatologisch atypische Lympholeukämien kombiniert mit Leuko- und Myelocytose.

Die Qualität des myeloleukämischen Blutbildes zeigt folgende von Fall zu Fall individuell verschiedene Variationen und Abstufungen.

In den typischen Fällen, also den Fällen typischer chronischer Myelämie besteht die oben erwähnte komplette Gemischtzelligkeit aus allen Arten von Granulocyten und lymphoiden Myeloidzellen; i. e. ein Nebeneinander aller Arten von Granulocyten mit ihren sämtlichen Vorstufen der ontogenetischen und phyletischen Entwicklung aus Lymphoidzellen, meist unter Prävalenz der granulierten Zellformen vor den lymphoiden. Wir finden von lymphoiden Zellen die Lymphoidocyten und Leukoblasten in allen Stadien der prosoplastischen Metaplasie und Differenzierung zu Granulocyten.

---

[1]) In den Fällen akuter, atypischer, entdifferenzierter, einseitiger Neutroleukämie und unizellulärer Lymphoidocytenleukämie spiegelt das Blut, ebenso wie bei Lympholeukämie, die jeweilige cytologische Komposition des in seiner Zellqualität veränderten Knochenmarks bzw. Blutbildungsgewebes wieder. Bei typischer Myeloleukämie besteht nur quantitative Veränderung der Zusammensetzung des Knochenmarkes gegenüber der Norm.

In den Fällen typischer akuter Leukämie bestehen mehr oder weniger reine Lymphoidocyten- (Stammzellen-) Leukämien (Myeloblastenleukämie der dualistischen Autoren). Zwischen diesen beiden Extremen stehen alle Übergangs- sowie Zwischenformen der sog. atypischen Leukämien [1]). So können schon die gemischtzelligen Leukämien u. U. akuter verlaufen (ähnlich wie auch kleinzellige Lymphkämien gelegentlich zu neuternem Verlauf vorkommen). Hier finden sich bei der akuten gemischtzelligen Myeloleukämie nicht nur einfache buchtkernige Altersformen von Lymphoidocyten und Leukoblasten, sondern polymorphkernige und polynukleäre ungekörnte basoplasmatische Leukocyten sowie polynukleäre gekörnte Leukocyten mit basophilem Plasma (= polynukleäre Leukoblasten und Promyelocyten, als Zeichen antezedenter ontogenetischer Kernreifung bei relativ rezessiver phyletischer Plasmadifferenzierung), ferner riedertypische Lymphoidocyten [2]), als Folge überstürzter Zellbildung. Außerdem scheinen die lymphoiden Leukoblasten und Lymphoidocyten relativ vermehrt, so daß sie vor den Granulocyten weitaus prävalieren.

In weiteren Fällen treten außerdem die polynukleären Granulocyten vor den einkernigen Granulocyten zurück. In anderen Fällen fehlen Mastzellen oder Mastzellen und Eosinophile. Es resultiert einseitige Neutroleukämie. Schließlich resultiert obengenannte einseitige Lymphoidocytenleukämie ohne oder mit Riedertypen.

Also bei der Myelämie sind zwar im allgemeinen und überhaupt auch die normalen reifen polynukleären Leukocyten absolut gegenüber der Norm vermehrt, relativ vor ihnen prävalieren aber die granulierten und ungranulierten einkernigen Vorstufen.

Bei der atypischen akuten Myelämie fehlen u. U. die polynukleären Leukocyten ganz oder sind mindestens gegenüber der Norm verringert, es prävalieren also die unreifen Lymphoidzellen vor den unreifen mononukleären Granulocyten. Die bestehende Hyperplasie und bloße cytotype germinative Vermehrung der Zellen prävaliert vor der differentiellen Umbildung zu Funktionszellen.

Wie sich zu den verschiedenen einfachen und perniziösen Anämien sekundärer und symptomatischer Natur, oftmals noch ganz unabhängig von ihnen, eine begleitende Leukocytose oder Lymphocytose gesellt, so sind die verschiedenen Leukämien ihrerseits oft auch noch mit begleitenden einfachen oder perniziösen sekundären Anämien und deren hämatologischen Symptomen vergesellschaftet. Man nennt dieses Syndrom dann eine

---

[1]) Im Gegensatz zu den atypischen Leukämien, wo das atypisch leukämische Blutbild der Niederschlag eines analog atypisch zusammengesetzten, in Hyperplasie befindlichen hämatopoetischen Gewebes ist, stehen die bloßen leukämoiden Blutveränderungen einseitig leukocytotischer Natur, als Folge bloßer funktioneller oder metaplastischer Reizung elektiv einer Zellart des normal zusammengesetzten nativen, oder in einen anderen normalen Typus metaplasierten blutbildenden Gewebes.

[2]) S. o. 21 γ.

Leukanämie. Im Gegensatz dazu handelt es sich bei der sog. Jacksch'schen Form der linealen Kinderanämie (Anaemia splenica infantum pseudoleucaemica) nicht um eine Form echter hyperplastischer Pseudoleukämie verbunden mit hämolytischer Anämie, sondern um eine meist hyperchrome (perniziöse) und megaloblastische Anämie mit toxisch-entzündlicher myeloider Metaplasie der Milz und bloßer leukämoider splenogener metaplastischer Gewebsleukocytose.

II. Die Blutkörperchenzählung oder Hämocytometrie.

Die Feststellung der Zahlenverhältnisse der Blutkörperchen ist oft von wertvollster diagnostischer Bedeutung.

Man hat festzustellen:
1. Die absolute Zahl
   a) der roten Blutkörperchen
   b) der weißen Blutkörperchen } in 1 cmm Blut.
2. Das Verhältnis Weiße : Rote
3. Das relative Prozentverhältnis der verschiedenen normalen und ev. pathologischen Leukocytentypen zueinander.

A. Methodologie und Technologie.

1. Die Methodik und Technik der absoluten Zahlfeststellung.

Man benötigt hierzu als Instrumentarium eine Thoma-Zeißsche Mischpipette für rote Blutkörperchen.

Desgleichen eine solche für weiße Blutkörperchen.

Drittens eine Bürkersche Zählkammer, am besten mit Türkscher Netzteilung.

Schließlich Mischflüssigkeit für rote und desgleichen solche für weiße Blutkörperchen.

Ich verwende und empfehle als Mischflüssigkeit zur Zählung der roten Blutkörperchen physiologische Kochsalzlösung, die mit etwas Methylviolett (oder Neutralrot) zur Kenntlichmachung der nicht mitzuzählenden Leukocytenleiber versetzt ist. Dagegen als Mischflüssigkeit zur Zählung der Weißen 5% Essigsäure (welche die roten zerstort, die weißen aber erhält), und mit einem kleinen Zusatz von

Methylgrün (oder Vesuvin) zur besseren Hervorhebung der Leukocytenkerne versehen ist.

Beide **Mischpipetten** sind kapillar und graduiert zwecks verschiedener Abstufung der Mischverdünnung.

Beide Mischpipetten führen hinter der graduierten Kapillare eine Ampulle, in der die Mischung des aufgesogenen Blutes mit der Verdünnungsflüssigkeit vorgenommen wird.

Die Handhabung des Apparates ist so gedacht, daß zuerst der hervorquellende Blutstropfen in die graduierte Kapillare bis zu einer bestimmten Marke aufgesogen und dann, nach Säuberung der Pipettenspitze von anhaftendem Blute, Verdünnungsflüssigkeit in die Ampulle nachgesogen wird, und zwar ebenfalls bis zu einer hinter der Ampulle befindlichen Marke.

Zur äußerlichen Erkennung und Unterscheidung der beiden Pipetten mag es dienen, daß die Pipette für weiße Blutkörperchen hinter der Ampulle die Marke 11, die für rote hinter der Ampulle die Marke 101 trägt.

Im übrigen sind sonst äußerlich beide Pipetten einander sehr ähnlich; bei beiden sind die graduierten Kapillaren mit den Zahlen 0,5 und 1 markiert. Es ist aber die Kapillare für weiße Blutkörperchen bedeutend weiter (erfordert also auch einen größeren Tropfen Blutes) und dient zu Verdünnungen des Blutes nur auf das 10- (Marke 1) bzw. 20 fache (Marke 0,5). Infolge der viel größeren Anzahl der roten Blutkörperchen gegenüber den weißen in der gleichen Raumeinheit bedürfen aber die roten Blutkorperchen, um mit demselben Maßstab bzw. der gleichen Zählkammer wie die weißen bestimmt zu werden, auch einer entsprechend viel größeren Verdünnung. Die bedeutend dünnere Mischpipette für die roten Blutkorperchen gestattet daher Verdünnungen auf das 100 fache (wenn Blut bis auf Marke 1 aufgesogen) bzw. auf das 200 fache (wenn Mischflüssigkeit einem bis zur Marke 0,5 aufgesogenen Blut hinzugefügt wird).

Diesen Verhältnissen entsprechen die Marken 11 und 101 hinter den Ampullen, denn 11 ist gleich 1 Blut + 10 Verdünnungsflüssigkeit, 101 ist gleich 1 Blut + 100 Mischflüssigkeit.

Daraus folgt, daß im ersten Fall die bis zur Marke 1 aufgesogene Bluteinheit auf das 10 fache, im zweiten Fall auf das 100 fache verdünnt wird, daß aber die halbe bis zur Marke 0,5 aufgesogene Blutmenge im ersten Fall dann um das 20 fache, im zweiten Fall um das 200 fache verdünnt wird.

Die **Bürkersche Kammer** ist so eingerichtet, daß sie zwei voneinander durch eine horizontale Brücke getrennte Zählfelder, ein oberes also und ein unteres, enthält, die beide die gleiche Netzteilung führen.

Man kann diese beiden Felder zu Kontrollzählungen für dieselbe Blutart benutzen. Eine gleichzeitige Beschickung des Feldes für rote Blutkörperchen, des andern zur Bestimmung der Leukocytenzahl empfiehlt sich in der Praxis aber nicht, wegen der Gefahr des gelegentlichen Ineinanderfließens beider Mischungen.

Man beschickt die Kammer, die aus der Grundform eines hohl geschliffenen Objektträgers (ursprüngliche Thomasche Kammer) hervorgegangen ist, so, daß man auf die trockene Kammer zuerst das dafür be-

Methodologie und Technologie. 35

stimmte Deckglas auflegt und dann von der gut durchgemischten Blutprobe oben und unten je einen Tropfen unter das Deckglas von der oberen oder unteren Seitenöffnung her in die Kammer eintreten läßt.

Die (Türksche) **Netzteilung**[1]) einer solchen Kammer besteht aus senkrecht sich schneidenden Linien, durch die Quadrate gebildet werden.

Im Zentrum bildet sich dadurch ein zentrales Feld, welches durch horizontale und vertikale Dreifachrandlinien in 16 große Quadrate geteilt ist. Jedes dieser großen Quadrate ist wieder durch Horizontal- und Vertikallinien in 16 kleine Quadrate geteilt.

Bei den vier Ecken, rechts und links oben und unten von diesem Zentralfeld, befinden sich ebensolche durch Doppel-Randlinien abgegrenzte große Quadrate, die als solche bestehen und nicht mehr weiter in kleine Quadrate zerlegt sind; und zwar 16 große Quadrate in jeder Ecke.

Wir haben also im Zentrum einmal 16 große Quadrate, deren jedes in 16 kleine Quadrate zerlegt ist; ferner an jeder der vier Ecken 16 große nicht weiter geteilte Quadrate.

Während die zentrale Gradnetzteilung, die bis zu den kleinen Quadraten durchgeführt ist, für die Zählung der roten Blutkörperchen reserviert ist, soll man die Zählung der weißen Blutkörperchen, welch letztere ja viel spärlicher im Blute enthalten sind, an den nicht weiter eingeteilten großen Quadraten vornehmen. Ein großes Leukocytenquadrat wird dabei imaginär ebenfalls gleich 16 kleinen Quadraten gesetzt.

Man hat nun durch **Auszählen** die Durchschnittszahl der in einem kleinen Quadrat gelegenen (roten oder farblosen) Blutkörperchen durch Durchmustern einer möglichst großen Reihe von solchen kleinen Quadraten zu bestimmen. Hieraus berechnet man dann die Anzahl der Blutzellen in einem Kubikmillimeter Blutes.

Die so erhaltene Durchschnittszahl für die Zellen eines kleinen Quadrats, multipliziert mit der Verdünnungszahl des Blutes (10 oder 20 bei Leukocyten, 100 oder 200 bei Erythrocyten) und mit einer Konstanten 4000, dem sog. Kammerindex, ergibt die Anzahl der betreffenden weißen oder roten Zellen pro 1 cmm Blutes.

Man zählt am besten unter dem Mikroskop bei mittlerer objektiver und okularer Vergrößerung und bei halb geschlossener Blende, gesenktem Abbekondensor und Hohlspiegel. Man sei bemüht, stets eine möglichst große Menge von Quadraten (kleinen bei den Roten, größeren bei

---

[1]) Ist der Bürkerschen Netzteilung für die gewöhnliche Praxis vorzuziehen. Man kann aber übrigens Bürkersche Kammern auch mit der gewöhnlichen ursprünglichen Thomaschen Netzteilung käuflich (auf Bestellung) erhalten.

den Leukocyten) durchzuzählen und aus dieser das Mittel zu bestimmen.

Für die **definitive Ausrechnung** pro 1 cmm kann folgende **Universalformel sowohl für die Roten wie für die Weißen** gelten, welche die Durchschnittszahl für die in einem kleinen Quadrat gelegenen Zellen zugrunde legt:

$$\frac{\text{Gezählte Zellzahl . Verdünnung . Kammerindex (4000)}}{\text{Zahl der durchgezählten kleinen Quadrate}}.$$

Wenn man die kleinen Quadrate nicht in beliebiger Anzahl zählt, sondern stets in Gruppen großer Quadrate (namentlich bei den Leukocyten), so kann man, da ein großes Quadrat = 16 kleine Quadrate ist, in den Nenner die Zahl der großen Quadrate multipliziert mit 16 einsetzen.

Heiße die in einer größeren Reihe größerer Quadrate erhobene Zellsumme N, die Verdünnungs- oder Mischungszahl M, der Kammerindex C, die Zahl der durchgezählten großen Quadrate x, und sei 16 die Konstante = c der kleinen Quadrate, so ist die in 1 cmm Blut enthaltene Zellzahl für Rote und Weiße

$$\frac{N}{x \cdot c} \cdot M \cdot C.$$

Da $C = 4000$ und $c = 16$, so lautet die Formel

$$\frac{N \cdot M \cdot 4000}{x \cdot 16}.$$

Da $4000 : 16 \left(\frac{C}{c}\right) = 250 \left(= \frac{1000}{4}\right)$, so kann man auch, speziell für die Berechnung der Leukocyten, den gesuchten Wert pro 1 cmm unter Elimination der Konstanten 16, aus der Durchschnittszahl für ein großes Quadrat erheben, mittels der Formel

$$\frac{N \cdot M}{x} \cdot 250.$$

Es ergibt sich aber für die praktische Bequemlichkeit, daß man nicht nötig hat, durch eine besondere vorangehende Berechnung erst die Durchschnittszahl für ein großes oder kleines Quadrat zu bestimmen und dann diese in einer nachträglichen Berechnung mit der Verdünnungszahl und dem Kammerindex 4000 zu multiplizieren, sondern daß es einfacher und bequemer ist, alle diese Berechnungen auf einmal vorzunehmen und den Formelbruch durch Hebungen auf eine möglichst einfache Berechnungszahl zu reduzieren.

Da man eine größere Anzahl von größeren Quadraten à 16 kleinen Quadraten durchzählen soll, so ist es klar, daß es sich empfiehlt, eine durch 4 teilbare Zahl x von großen Quadraten durchzuzählen.

Als Minimum einer einigermaßen brauchbaren Zählung könnten vier große Quadrate gelten.

Wo man es sich zum schlechten Prinzip gemacht hat, nie mehr als nur vier große Quadrate auszuzählen, x also stets gleich 4 ist, reduziert sich obige Formel stets und prinzipiell auf den Wert

$$\frac{N \cdot M \cdot 1000}{16}.$$

Zählt man zur Bestimmung der Roten (bei einer Verdünnung von 200) 100 kleine Quadrate (6 große (= 96) + 4 kleine), so braucht man die ausgezählte Zellzahl N nur mit 8000 zu multiplizieren. Also die gesuchte Zahl pro 1 cmm Blut ist dann gleich $N \cdot 8000$.

Hinzuzufügen wäre noch, daß man für gewöhnlich die Zahl der Roten bei einer Verdünnung auf 200, die der Weißen bei einer Verdünnung auf 10 feststellen soll.

In den seltenen Fällen von Polycythämie ist die Zählung der Roten bei noch stärkeren Verdünnungen vorzunehmen (Aufsaugung des Blutes in der roten Pipette bis zum Teilstrich 0,4 entspricht einem Verdünnungsgrad von 250; 0,2 einem solchen von 500). In höheren Graden von Anämie ist stets nur auf das 100 fache zu verdünnen.

Desgleichen sind die Auszählungen der Leukocyten bei leukämischem Blut bei Verdünnungen von 20 oder darunter (0,4 = 25; 0,2 = 50) vorzunehmen.

2. Die Bestimmung der relativen Leukocytenzahlen.

Diese bestimmt man aus dem gefärbten Bluttrockenpräparat.

Man geht derartig vor, daß man für jeden zu bestimmenden, im Blut vorhandenen normalen bzw. zu erwartenden pathologischen Zelltyp eine Rubrik in einem Listenschema anlegt und in diese Rubriken die betreffenden Zellzahlen der einzelnen mikroskopischen Gesichtsfelder einträgt.

Die prozentuale Ausrechnung ist hiernach sehr einfach. Man bestimmt die Vertikalsumme aller in die einzelnen Rubriken eingetragenen, und schließlich von diesen die Quersumme aller ausgezählten Leukocyten. Wenn in dieser Gesamtsumme S die Anzahl einer bestimmten Partial-Zellrubrik (Vertikalkolonne) n ist, dann findet sich die gesuchte Prozentzahl (x) der betreffenden Zellart dieser Vertikalrubrik nach dem bekannten Ansatz der Regeldetri (S : n = 100 : x) so, daß man also n mit 100 multipliziert und durch S dividiert.

Man soll, um richtige Werte zu erhalten, in einer größeren Zahl von Präparaten eine möglichst große Zahl von Gesichtsfeldern durchmustern, mit anderen Worten eine möglichst große Zahl von Zellen durchzählen, also dafür sorgen, daß die Gesamtquersumme möglichst groß ist.

Für den Fall, daß man es so einrichtet, daß die durchgezählte Zellzahl S = 500 ist, findet sich die gesuchte Prozentzahl x durch Multiplikation von n mit 2 und Division dieses Produktes durch 10. Also

$$x = \frac{n \cdot 100}{500} = \frac{n \cdot 100 \cdot 2}{1000} = \frac{n}{5} = \frac{2n}{10}.$$

B. Die Zahlenverhältnisse des normalen Blutes.

1. Die Zahl der roten Blutkörperchen (R) pro 1 cmm beträgt beim Manne 5 000 000, beim Weibe 4—5 000 000.

2. Die Zahl der Leukocyten (W) beträgt 5 bis höchstens 10 000; Zahlen über 10 000 dürften schon pathologisch sein. Die höheren Grade des physiologischen Verhaltens werden meistens während der Verdauung erhoben.

3. Das normale Verhältnis W : R liegt somit zwischen 1 : 500 bis 1 : 1000 (0,001—0,002).

4. Das prozentuale Verhältnis der verschiedenen normalen Leukocytenformen zueinander beträgt:

Kleinere und größere Lymphocyten	20—22%
Monocyten	2— 6%
Polynukleäre Neutrophile	70—75%
,, Eosinophile	2— 4%
,, Mastzellen	0— 1%

C. Die numerischen Veränderungen des pathologischen Blutes (pathologische Zahlenverschiebungen) und ihre diagnostische Bedeutung.

1. Zahlveränderungen der roten Blutkörperchen.

1. Eine abnorme Vermehrung der absoluten Zahl nennt man Polycythämie. Sie ist das Kardinalsymptom der Plethora vera oder idiopathischen Polyglobulie speziell der sog. myelopathischen Splenomegalia polycythaemica (Erythrämie) (Vaquezsche Krankheit) wie auch der Gaisböckschen hypertonischen Form. Es findet sich aber auch eine nur relative regionäre Erythrocytose bei lokalen Stauungen der betr. Extremität, an der die Blutentnahme erfolgt, ferner allgemeine symptomatische (temporäre) Erythrämie in verdünnter Höhenluft bei niedrigem Barometerdruck, bei allgemeinen Stauungsprozessen, angeborener Cyanose usw.

2. Eine Verminderung der roten Zahl oder sog. Oligocythämie ist, neben der absoluten durch Hb-Bestimmung festzustellenden Oligochromämie, das Kardinalsymptom jeder Anämie.

2. Zahlveränderungen an den weißen Blutkörperchen.

a) Veränderungen der absoluten Zahl.

1. Eine Vermehrung der absoluten Zahl (Hyperleukocytose) ist, wenn sie, wie meist in solchen Zuständen, vorhanden, eins der häufigsten und frappantesten Symptome der einfachen funktionellen sekundären Leukocytose, die die konstitutionellen Intoxikationen (Krebs) und allgemeinen bakteriellen Infektionen (Sepsis, Perityphlitis usw.) des hämatopoetischen Apparates begleitet, und zweitens das wenn auch nicht wesentlichste, so doch praktisch symptomatologisch wichtigste Symptom der leukämischen Blutveränderung, wo die Hyperleukocytose noch höhere Zahlenwerte erreichen kann.

Es ist aber eine absolute Hyperleukocytose nicht das wesentlichste Symptom und Anzeichen einer bestehenden leukocytotischen Reizung oder leukämischen Hyperplasie des hämopoetischen Gewebes, da dieses Blutsymptom auch bei bestehender

Affektion des Gewebes fehlen kann, sondern nur, wenn vorhanden, ein Symptom von akzidentellem Interesse, das lediglich besagt, daß die betreffende Gewebsaffektion auch eine quantitative Blutveränderung gesetzt hat. Es gibt nämlich auch nicht gar so selten leukocytotische und leukämische Gewebsveränderungen (im Blut ev. an gesetzten qualitativen Veränderungen zu erkennen), die mit quantitativ sehr geringfügigen oder gar fehlenden Zahlenveränderungen, ja selbst mit einer Verringerung der normalen Leukocytenzahl (Typhusleukopenie, aleukämische Pseudoleukämie) einhergehen können.

Die Differentialdiagnose beider Prozesse aus dem Blut kann, selbst wenn Hyperleukocytose vorhanden, nicht sicher durch die bloße Zählung gestellt werden, da es außerordentlich hochgradige Leukocytosen einerseits und relativ geringfügige leukämische Blutzahlen andererseits gibt. Vielmehr liegt die diagnostische Entscheidung in der **Qualität des mikroskopischen Blutbildes**, welche bei der **einfachen Leukocytose** eine **einseitige elektive Vermehrung** stets einer bestimmten Art der **präformierten reifen Bluttypen** (Leukocyten, Lymphocyten, Monocyten) und allenfalls gelegentlich ein Auftreten ihrer unmittelbaren **Jugendvorstufen** erkennen läßt, während bei den **Leukämien**, den lymphatischen wie den myeloischen, das wesentlichste und konstanteste Symptom das Auftreten atypischer **Vorarten** der reifen Blutzellen ist, bis herab zu den Stammzellen, wohingegen die reifen Lymphocyten und Leukocyten sogar in den **akuten Fällen** ganz fortbleiben können.

2. Eine **Verminderung** der absoluten Zahl bezeichnet man als **Hypoleukocytose** oder **Leukopenie**. Eine solche findet sich besonders bei Typhus und Masern und ist hier von differentialdiagnostischem Wert gegenüber Perityphlitis und Röteln.

Sie ist aber nichts prinzipiell Gegensätzliches gegenüber der Hyperleukocytose, auch wo sie von vornherein, wie beim Typhus, als Leukopenie auftritt, sondern nur graduell von ihr unterschieden, da viele Hyperleukocytosen in höheren Graden und bei chronischer Dauer in Leukopenie übergehen können, was, wenn es mit dem Auftreten von Jugendformen einhergeht, ein für Überanstrengung und beginnende Erschöpfung des Knochenmarks sprechendes ungünstiges Symptom ist.

b) **Verschiebungen der relativen Prozentzahlen.**

Eine Hyperleukocytose kann in einer gleichzeitigen Vermehrung aller im normalen Blut präformierten Zellarten nebst ihren blutpathologischen Vorstufen bestehen. Ein solches Verhalten findet sich nur bei der gemischtzelligen Myelämie. Bei den funktionellen Leukocytosen findet sich stets nur einseitige elektive Vermehrung Einer Zellart; diese kann dabei auch zur allgemeinen absoluten Hyperleukocytose führen, wenn die anderen Zellarten sich indifferent verhalten, oder es kann bei einer bloßen relativen einseitigen Leukocytose einer Zellart bleiben auf rechnerische Kosten der anderen. Nehmen die anderen Zellarten nämlich proportional oder gar relativ stärker ab durch negative Chemotaxis, indem auch hier während der elektiven Anlockung der einen Zellart eine direkte spezifische oder indirekte Abstoßung der anderen statthat (es besteht ein funktioneller Antagonismus zwischen Neutrophilen und ihren lymphoiden Vorstufen einerseits, Lymphocyten und Eosinophilen anderseits), so kann, bei der einseitigen relativen Leukocytose einer Zellzahl, in Rücksicht auf die Gesamtzahl der Leukocyten eine allgemeine Normalzahl oder gar Leukopenie resultieren. Besonders häufig findet sich auf diese Weise zustandekommende relative Lymphocytose (bei relativer Neutropenie und) bei allgemeiner Leukopenie (leukopenische Lymphocytose), z. B. bei Morbus Banti, bei Morbus Birmer, bei Typhus abdom.[1]) bei Masern[2]) etc.

1. Eine relative Neutrophilie oder neutrophile Polynukleose ist die wichtigste Form leukotaktischer Reizung. Sie findet sich, außer bei der Eiweißverdauung, bei den meisten allgemeinen Intoxikationen und bakteriellen Infektionen, besonders auch bei Lymphdrüsengranulomatose, sowie bei Wirkung von Sympathicotonicis (Adrenalin). Sie begleitet als sog. sekundäre konkomittierende Leukocytose die verschiedensten Anämien und Kachexien (infolge des dabei herrschenden Reizes pathologischer neutrotaktischer Stoffe in der Blutbahn).

Sie ist der adäquate Ausdruck der meisten und gewöhnlichen funktionellen Leukocytosen, bzw. es kommen die meisten

---

[1]) Hier differentialdiagnostisch wichtig gegenüber der Perityphlitis und der epidemischen Meningitis.
[2]) Differentialdiagnostisch gegenüber Scharlach und Röteln.

funktionellen Leukocytosen meistens durch einseitige relative Vermehrung der Neutrophilen zustande, die über die normale und absolute Zahl hinaus oft, aber nicht stets, schließlich auch zu einer Vermehrung der absoluten Zahl führt.

Hieraus folgt, daß absolute Hyperleukocytose, bedingt durch neutrotaktische Neutrophilie, stets auch mit relativer Neutrocytose einhergeht. Andererseits gibt es natürlich relative Neutrophilie bei normaler oder verringerter absoluter Zahl; letztere ist aber auch nur ein Symptom der gleichen neutrotaktischen Gewebsreizung und von gleichartiger symptomatischer Bedeutung wie die absolute neutrophile Hyperleukocytose und von ihr nur graduell in accidentibus unterschieden.

Mit anderen Worten, daß eine neutrophile absolute Hyperleukocytose (relative Neutrophilie mit Hyperleukocytose = Hyperleukocytose durch Neutrophilie) entsteht, ist gewissermaßen nur zufällig; es kann eine entsprechende Gewebsreizung nicht nur ohne jede quantitative (auch qualitative bei Auftreten von Jugendformen) Veränderung des Blutes gegenüber der Norm bestehen, sondern sogar bei bestehender relativer Neutrophilie mit absoluter Leukopenie einhergehen. Das wesentliche Symptom für eine neutrotaktische Reizung ist, wenn eine Blutveränderung als Folge der statthabenden Gewebsreizung überhaupt vorhanden ist, die relative Neutrophilie, die sich bei normaler absoluter Zahl, bei Hyperleukocytose, wie auch bei allgemeiner Leukopenie finden kann. Die Vermehrung oder Verminderung der absoluten Zellzahl dabei ist von nur sekundärer Bedeutung für die Diagnose einer bestehenden neutrotaktischen Reizung. Die neutrophile Leukopenie (relative Neutrophilie bei absoluter Leukopenie) ist also nur eine Abart und Sonderfall der neutrophilen Leukocytose.

Eine bestehende neutrocytotische Reizung kann sich also anzeigen:
a) durch quantitative Blutveränderungen
   α) absolute Neutroleukocytose (mit relativer Neutrophilie)
   β) nur relative Neutrophilie
b) durch qualitative Blutveränderungen
   Auftreten von ontogenetischen Vorstufen wie Myelocyten und Metamyelocyten.

Das wesentlichste, konstante und obligatorische Symptom, das somit bei allen 3 Modifikationen, also nur oder stets auch vorhanden ist, ist
   die relative Neutrophilie a β (d. h. ohne oder mit absoluter allgemeiner Leukocytose),

die absolute Leukocytose a α ist meist, aber nicht notwendig vorhanden,
das Auftreten von Jugendformen findet sich ebenfalls nur bei bestehender akzidenteller regenerativer Phase.

Die funktionell chemotaktischen Leukocytosen sind gewöhnlich nur einseitig unizellulär[1]). Eine relative Neutrophilie mit oder ohne Verminderung der absoluten Zahl geht daher meist auf Kosten der Lymphocyten und Eosinophilen, geht also dann mit relativer Lymphopenie und Eosinopenie einher. Die relative Verminderung einer Zellzahl ist in solchen Fällen nur indirekt und unspezifisch[2]) und ohne Bedeutung und steht natürlich zu der absoluten Leukopenie nicht in dem gleichen Verhältnis wie die relative Zellvermehrung zur absoluten Leukocytose; findet sich doch relative Zellvermehrung als Teilerscheinung auch bei absoluter Leukopenie, und ist absolute Leukopenie gewöhnlich nur die zufällige Begleiterin irgendeiner relativen Vermehrung; es hat also absolute Leukopenie mit relativer Verminderung direkt nichts zu tun.

Eine gleichzeitige Vermehrung aller granulierten Zellelemente findet sich nur bei der typischen gemischtzelligen Leukämie.

2. Eine relative Eosinophilie ist schlechthin Ausdruck der eosinophilen Leukocytose. So hohe Grade, daß sie zur absoluten Vermehrung der Leukocyten führte, scheinen zumeist nicht vorzukommen. Auch bei absoluter Leukopenie ist Eosinophilie bisher nicht beobachtet worden.

Sie findet sich bei Asthma, auch außerhalb der Anfälle, auch bei sonstigen Erscheinungen von Vagotropismus (Colica mucosa, exsudativer Diathese) und bei vielen Arten von Helminthiasis (Cysticercus, Echinococcus, Distoma, nicht Ascariden und Bandwürmer), wo sie besonders bei Trichinosis von differentialdiagnostischer Bedeutung gegenüber der tuberkulösen Meningitis und dem Abdominaltyphus werden kann.

---

[1]) Die Gesetze gleichzeitiger doppelseitiger Chemotaxis (z. B. Lymphocytotaxis und Eosinotaxis) sind zurzeit noch nicht erforscht.

[2]) Die Gesetze der direkten negativen Abstoßungschemotaxis (Chinin, Milchsäure, Aggressine), wie sie wohl besonders bei Masern und Typhus praktisch aktuell sind, sind zurzeit ebenfalls noch zu wenig erforscht. Auch hier kann außer funktioneller Abstoßung vom Blut aus ebenfalls vom Gewebe aus bloße Lähmung der Zellausfuhr, und Lähmung der Zellbildung und Zellentwicklung, sowie Kombinationen dieser in Betracht kommen.

3. Einseitige **Lymphocytose** findet sich bei den verschiedensten funktionellen und hypertrophischen Reizungen des lymphatischen Apparates (auch Pilokarpinvergiftung) sowie bei der **Fettverdauung**. Bei den funktionellen Lymphocytosen treten in der regenerativen Phase äußerst schmalleibige nacktkernige ontogenetische Jugendvorstufen auf. Bei den hypertrophischen Lymphadenitiden ist die Lymphocytose meist verbunden mit dem Auftreten von Mutterlymphocyten. Auch bei Lymphosarkomen, die gelegentlich blutleukämisch werden, kann sich solche relative und absolute Lymphocytose finden. Auch bei tuberkulösen und luetischen Erkrankungen der Schleimhäute kann Lymphocytose bestehen, während bei den entsprechenden granulomatösen Affektionen der Lymphdrüsen gewöhnlich Neutrophilie beobachtet wird. Oft ist diese Art der Lymphocytose mit vagotroper Eosinophilie verknüpft. Eine relative Lymphocytose, oft verbunden mit entsprechender direkter relativer Neutropenie, die sogar zu absoluter Leukopenie führt (leukopenische relative Lymphocytose), ist vielfach die Begleiterin der perniziösen Anämien[1]), der Bantianämie, sowie des Typhus abdominalis.

4. Die **Monocytose** ist oftmals Begleiterin von Lymphocytose (bei Morbus Banti), in selteneren Fällen von Polynukleose. Im letzteren Falle aber handelt es sich dann wohl um myeloisch-leukoblastische Monocyten einer Reizungsleukocytose. Bei Malaria und gewissen sonstigen **protogoischen** Infektionen (Variolae) scheint Monocytose sogar öfters isoliert vorzukommen. Bei Kindern sind die Monocyten schon normalerweise vermehrt.

III. Die Blutfarbstoffbestimmung oder Hämoglobinometrie.

A. Methodologie und Technik.

Die praktisch wichtigste Blutuntersuchungsmethode ist die Bestimmung des Blutfarbstoffgehaltes. Der derzeitig relativ

---

[1]) Hier handelt es sich allerdings wohl meist nicht um echte Lymphocyten, sondern um Mikroleukoblasten.

empfehlenswerteste Apparat für die Untersuchung in der Sprechstunde und für Zwecke, wo es nicht auf die minutiöseste Präzision und Exaktheit ankommt, ist das Sahlische Hämometer (hervorgegangen durch Verbesserung aus dem Gowersschen Hämoglobinometer).

Der Apparat von Gowers beruhte auf dem Prinzip, daß eine bestimmte Menge Blutes eines normalen Menschen mit einer bestimmten Menge destillierten Wassers lackfarben gemacht und diese Flüssigkeit in einem zugeschmolzenen Röhrchen als Testtube verwandt wird.

Ein zweites, offenes, von 10—100 und darüber graduiertes Röhrchen ist so beschaffen, daß die gleiche Menge Blutes, ebenso verdünnt, die natürlich dann die gleiche Farbnuance der Teströhre zeigt, in der graduierten Röhre den Teilstrich 100 erreicht. 100 ist also normal.

Ein Blut von der halben Färbekraft, das also nur die Hälfte Blutfarbstoff enthält, braucht, um die Färbekraft der Vergleichstube zu erreichen, nur auf die Hälfte, also bis zum Teilstrich 50, verdünnt zu werden. Ein solches Blut hat nur 50 % Hb.

Da die Hämoglobintestlösung lichtunecht und in ihrer Nuance nicht haltbar ist, verwendet der Sahlische Apparat statt des nativen Hämoglobins eine Häminlösung.

Man benutzt zur Herstellung derselben eine in jeder Apotheke erhältliche $1/10$ N.-Salzsäurelösung.

Man geht folgendermaßen vor.

Vor der Blutentnahme füllt man das offene graduierte Röhrchen mit der $1/10$ N.-HCl-Lösung mittels Eingehen mit einer dünnen Pipette[1]) bis zum ersten untersten Teilstrich 10.

Alsdann entnimmt man das zu untersuchende Blut mit der dem Apparat beigegebenen Sahlischen Kapillarpipette, indem man bis zu dem an ihr befindlichen Teilstrich aufsaugt und die Spitze und Außenfläche der Pipette von äußerlich noch anhaftendem Blut säubert. Man bläst den Inhalt dieser Kapillarpipette, die man in das graduierte Röhrchen einführt, vorsichtig in die in der Bodenkuppe befindliche HCl unter wiederholtem hin- und hersaugenden Ausspülen (ohne Blasen zu erzeugen) hinein, wo das Blut sofort bräunliche Farbe annimmt durch Bildung von Hämatinchlorid.

Alsdann verdünnt man diese Häminlösung durch Nachfüllung von Aqua destillata mittels einer anderen zweiten dünnen Pipette so weit, bis die Farbe des Testblutes erreicht ist. Der betr. Hämoglobinwert wird dann direkt von der graduierten Röhre in Prozenten abgelesen.

Der normale Hämoglobinwert der Erwachsenen ist hiernach bei Männern 100 %, bei Frauen um 90 % herum, kurz ante menses etwas höher.

---

[1]) Am besten dünnwandige Kubikmillimeterpipetten.

B. Zur Semiologie.

Eine Vermehrung des Hämoglobins über die Norm, eine Pleiochromämie, findet sich als selbstverständlicher Folgezustand bei den verschiedenen Formen der Polyglobulie. Die Erythrocyten der Polyglobulie sind in bezug auf den Farbstoffgehalt aber meist normochrom, seltener hypochrom, nie hyperchrom. Die allgemeine Pleiochromie ist also von der cytologischen Hyperchromie durchaus unabhängig. Die absolute Pleiochromämie kommt hier also nur durch die Vermehrung der Zahl, die Polycythämie zustande.

Eine Verminderung oder allgemeine Oligochromämie ist das Kardinalsymptom aller anämischen Zustände im weitesten Sinne. Sie kann (bei Anämien) die Folge und Begleiterin einer Oligocythämie sein (deren morphologischer Begleitausdruck die degenerative anämische Anisocytose, Poikilocytose und Schistocytose ist), braucht es aber nicht zu sein. Sie wird mikroskopisch nicht allein durch die anämische Hypochromie repräsentiert, sondern findet sich auch bei anämischer Hypercytochromie und chlorotischer zellulärer Anochromie. Die Oligochromämie ist also von der Hypochromie völlig unabhängig.

Die bloße Hämoglobinbestimmung allein kann ohne weiteres also nichts über die Art und Natur der betreffenden Oligochromämie bzw. Anämie aussagen.

Dazu ist nötig, abgesehen von der mikroskopischen Blutuntersuchung, die Zählung der roten Blutkörperchen.

Es besteht nämlich bei der **Chlorose** oder Bleichsucht bloße allgemeine absolute Hämoglobinarmut, d. h. Oligochromämie, bei normaler Zellzahl. Das einzelne Blutkörperchen ist zu blaß gefärbt, hat zu geringe Färbekraft.

Dagegen besteht bei den eigentlichen **Anämien** oder der Blutarmut stets neben der Oligochromämie auch eine Oligocythämie, und die Oligochromämie ist hier die Folge der Oligocythämie. Die Oligocythämie ihrerseits wird mikroskopisch repräsentiert durch die degenerativen Dysmorphien (Anisocytose und Poikilocytose).

In bezug auf die gesamte Blutsymptomatologie am Rotblut (i. e. an der erythrocytären Blutkomponente) besteht also:

Bei Chlorose: Oligochromämie + Normocythämie (Normalzahl) + mikroskopische Cytochlorose der Erythrocyten; also

allgemeine Oligochromämie + Normocythämie eumorpher isocytärer chlorotischer Erythrocyten.
Bei den Anämien: Oligochromämie durch Oligocythämie hypochromer oder hyperchromer dysmorpher Anisocyten; also Oligochromämie + Oligocythämie + mikroskopische hypochrome oder hyperchrome Anisocytose.

Daraus folgt differentialdiagnostisch:

Besteht neben einer Oligochromämie Normocythämie und Normomorphie, so besteht Chlorose,

Findet sich neben Oligochromämie aber Oligocythämie und degenerative Dysmorphie, so liegt eine Form der Anämie vor.

Das differentialdiagnostische maßgebliche und entscheidende Symptom zwischen Chlorose und Anämie ist nicht die Oligochromämie, sondern die vorhandene oder fehlende Oligocythämie.

Bei Chloranämie besteht Kombination von Chlorose und Anämie. Hier ist die Diagnose nur mikroskopisch zu stellen.

C. Der Färbeindex.

Man nennt das Verhältnis von Hämoglobinwert zur Erythrocytenzahl den Hämoglobinindex oder Färbeindex.

Denselben setzt man bei normalem Blut = 1.

Diese Zahl 1 ergibt sich, wenn man den durch obiges Verhältnis berechneten Wert stillschweigend imaginär mit 50 000 multipliziert, denn $\frac{100}{5\,000\,000}$ ist gleich 1, wenn man den Zähler mit 50 000 multipliziert.

Der pathologische Index ist ein solcher, der entweder >1 oder <1 ist.

Man findet den pathologischen Index ebenfalls dadurch, daß man den gefundenen Wert aus Hämoglobin und Erythrocytenzahl mit 50 000 multipliziert bzw. der Bequemlichkeit halber mit 100 000 multipliziert und mit 2 dividiert.

Das ergibt sich aus folgender Formel:

$$\text{normal}\, \frac{Hb}{Er} = 1,\ \text{gefunden}\, \frac{Hb}{Er} = \,?$$

$$\text{normal}\, \frac{Hb}{Er} : 1 = \text{gefunden}\, \frac{Hb}{Er} : x$$

$$\frac{100}{5\,000\,000} : 1 = \text{gefunden } \frac{\text{Hb-Wert}}{\text{Er-Wert}} : x$$

$$x = \frac{\text{gef. Hb-Wert}}{\text{Er-Wert}} \cdot \frac{5\,000\,000}{100}$$

$$= \frac{\text{Hb}}{\text{Er}} \cdot 50\,000$$

$$= \frac{\text{Hb}}{\text{Er}} \cdot \frac{100\,000}{2} \cdot$$

Beispiel:
Bei einer Anämie wird gefunden:
$$\text{Hb} = 55\,\%$$
$$\text{Er} = 2 \text{ Mill.}$$

Index aus $\dfrac{55}{2 \text{ Mill.}}$ findet sich aus

$$\frac{55}{2\,000\,000} \cdot \frac{100\,000}{2} = \frac{27{,}5}{20} = \frac{2{,}75}{2} = 1{,}375, \text{ also} > 1.$$

D. Semiologisches.

Man unterscheidet je nach der Pathogenese zwei Hauptarten von Anämien.

Die Anämien kommen nämlich pathogenetisch zustande entweder durch vermehrten Blutverlust, Blutuntergang und Blutschädigung (hämophthisische Anämien); oder, seltener, durch zu geringe Blutbildung seitens des Knochenmarks (myelopathische Anämien). Im ersten Falle kommt es meist akzidentell noch sekundär zu regenerativer Blutneubildung (sekundärer regenerativer Myelopathie), im letzten Falle ebenso zu vermehrtem sekundären Blutuntergang der minderwertigen lebensschwachen hypoplastischen und unreifen roten Blutkörperchen.

Symptomatologisch unterscheidet man ebenfalls zweierlei Arten von Anämien, je nachdem bei der Bluteinschmelzung oder -verminderung gegenüber der Norm das Hämoglobin stärker abnimmt als die Erythrocytenzahl, oder umgekehrt die Erythrocytenzahl stärker, der Farbstoff aber relativ weniger abnimmt. Im ersten Fall ist der Index < 1, im letzteren > 1,

Man stellt sich hierbei vor, daß im ersten Falle zwar der Farbstoff stärker als die Zahl reduziert ist, die Zahl der Erythrocyten relativ rascher ergänzt wird, als der Blutfarbstoff, da ja die neugebildeten Erythrocyten Hb-arm (polychromatisch) sind, während im zweiten Falle, wo die Zahl stärker als der Hb-Gehalt vermindert ist, der Blutfarbstoff entweder relativ resistenter sein solle, als die Lipoide der Stromata (Ehrlich), und der Erythrolyse, selbst extrazellulär (ausgelaugt) im Blutplasma, länger widerstände; oder daß bei der Regeneration durch Rückschlag in den embryonalen Modus der Blutneubildung der Blutfarbstoff durch eine besondere embryonale Art von abnorm farbstoffreichen hyperchromen Blutzellen relativ stärker neu gebildet werden sollte, als dem erythrolytischen Untergang der Zellzahl entspricht.

Die Erklärung für die erste Art der Anämien mag richtig sein; die beiden Erklärungen für die zweite Art befriedigen nicht.

Zweifellos aber sind nun diese zwei allgemein-semiologisch verschiedenen Formen von Anämien, d. h. diese zwei verschiedenen anämischen Blutbilder, keine Gegenstücke der zwei pathogenetisch verschiedenen (hämopathischen und myelopathischen) Anämiearten. Es entspricht nicht das erste Symptombild der hämopathischen, das letztere der myelopathischen Form der Anämie, sondern sie beide sind nur der Ausdruck zweier verschiedener hämopathischer (einfacher hypochromer und perniziös-hyperchromer) Anämien. Die hyperchromen Anämien entsprechen nicht den primär-myelopathischen Anämien; sie können zwar wohl auch, aber brauchen nicht, myelopathisch zu sein; während die hypochromen Anämien ihrerseits sehr wohl u. U. auch noch myelopathisch sein können, bzw. umgekehrt die myelopathischen Anämien für gewöhnlich hypochrom (von verkleinertem Index) sind. Das perniziös-anämische Moment beruht nur symptomatologisch in der mikroskopischen Hyperchromie bzw. dem erhöhten Färbeindex, nicht pathogenetisch in der Myelopathie. Durch toxische Myelopathie wird nur eine vermehrte Bildung und das Auftreten im Blut von Megaloblasten bedingt, die aber nicht die spezifischen Zeichen perniziös-anämischen Blutes sind, sondern sich auch bei einfacher hypochromer Anämie finden.

Es sind also die myelopathischen Anämien zumeist hypochrom, die hämopathischen Anämien hypochrom oder hyperchrom, oder die einfachen, hypochromen Anämien sind sowohl nur hämopathisch wie auch myelopathisch, die hyperchromen Anämien aber eine besondere Form von in erster Linie stets hämopathischer Anämie.

Man unterscheidet also speziell die beiden hämopathischen Anämiearten danach, je nachdem ihr Index $\gtreqless 1$ ist.

Der Hb-Index, bei mancherlei Zuständen (Polycythämie, Chlorose) gegen die Norm verändert, von theoretischem und praktischem Interesse, ist von besonderer theoretischer und diagnostischer (semiologischer und pathogenetischer) Bedeutung bei der Lehre und Kenntnis von den Anämien.

Bei allen Anämien nämlich, sowohl den durch verringerte Blutbildung und den durch vermehrten Bluttergang bedingten, ist sowohl der Zähler wie der Nenner des Quotienten gegenüber der Norm verkleinert, und zwar ist diese beiderseitige Verkleinerung keine gleichmäßige proportionale (denn dadurch würde ja der Index $= 1$ also normal bleiben), sondern je nach der Art der Anämien nimmt bald der Zähler (Hb), bald der Nenner (Zahl) relativ stärker ab.

Im ersten Falle entsteht ein echter, im letzten Falle ein unechter Bruch; im ersten Falle ist also der Index < 1, im letzten Fall > 1. Oder: im ersten Fall besteht absolute und relative Hb-Abnahme (Oligochromämie), im letzten nur absolute Abnahme des Gesamt-Hb-Gehalts, dabei aber relative Pleiochromämie.

Der Index und speziell ein pathologischer Index ist indes also keineswegs ein lediglich anämisches Symptom, spielt vielmehr auch sonst eine Rolle; er ist aber speziell bei Anämien von Wichtigkeit und differential-diagnostischem Interesse, und speziell hier unterscheidet man neben einem verkleinerten auch einen vergrößerten Index.

Es gibt nämlich auch sonst, außerhalb der Anämien, einen pathologisch verkleinerten Index, z. B. bei Polycythämie und bei Chlorose. Der pathologische, speziell der verkleinerte, Index ist also ohne weiteres kein anämisches Symptom, wohl aber der so vergrößerte Index.

a) Bei der Chlorose bzw. dem chlorotisch verkleinerten Index besteht oligochrome Normocythämie, und zwischen normocythämischer Zahl (Nenner) und Oligochromämie (Zähler) besteht keine direkte ursächliche Beziehung.

Semiologisches. 51

b) Der anämische Index dagegen, ob verkleinert oder vergrößert, beruht stets auf oligocythämischer Oligochromämie, und hier ist die Oligochromämie die Folge der Oligocythämie.

α) Der verkleinerte anämische Index geht einher und ist der Inbegriff der oligocythämischen allgemeinen absoluten Oligochromämie verbunden auch mit relativer Oligochromie und als solcher speziell direkte Funktion und Reflex der mikroskopischen zellulären Hypochromie.

β) Der vergrößerte anämische Index hingegen ist der allgemein semiologische Ausdruck der oligocythämischen absoluten Oligochromämie verbunden mit relativer Pleiochromie und als solcher Funktion und Reflex der mikroskopischen zellulären Hyperchromie.

Hypochrome Anämien sind demnach gleichbedeutend mit Anämien mit verkleinertem Index, hyperchrome Anämien mit solchen mit vergrößertem Index.

Bei der Form der hypochromen Anämien ist also der Index <1 ein echter Bruch, dessen Zähler kleiner als der Nenner ist. Es sind das die sogenannten einfach sekundären (hämopathischen und auch myelopathischen) Anämien, wo das Hb gegenüber der Norm stärker verringert ist als die Zahl.

Die zweite Kategorie von in erster Linie nur hämopathischen Anämien geht mit einem Index >1 einher. Es sind das die spez. perniziösen oder hyperchromen Anämien. (Diese sind aber nicht in erster Linie oder gar nur myelopathische Anämien, sondern jedenfalls auch oder sogar nur primär hämopathische, allenfalls zugleich gemischt hämotoxisch-myelotoxische[1]) Anämien.)

Weder gehen die myelopathischen Anämien stets mit Index >1 einher, noch ist umgekehrt ein Index >1 ein verläßliches Zeichen einer myelopathischen Anämie. Dagegen ist ein Index >1 ein Ausdruck einer in mikroskopisch-cytologischer Hinsicht (perniziösen) hyperchromen Anämieform, d. h. der erhöhte Index hat sein histologisches Substrat in der mikroskopischen Hypercytochromie der Erythrocyten. Da der erhöhte

---

[1]) Besteht Myelotoxikose, so treten Megaloblasten auf.

Index bei Anämien immerhin nur eine Funktion von allgemein anämischer Oligochromämie [1]) (nicht etwa von Pleiochromämie) ist, — die ihrerseits durch Oligocythämie bedingt ist, welch letztere ihrerseits ihr mikroskopisches Substrat in den degenerativen Dysmorphien (Anisocytose, Poikilocytose, Schizocytose) hat, so ist der erhöhte anämische Index ein Ausdruck hyperchromer Dysmorphie, hat indirekt in letzterer sein mikroskopisches Substrat. Auf alle Fälle also decken sich hiernach hyperchrome Anämie (Form der Anämie im blutsymptomatologischen Sinne) und myelopathische Anämie (Form der Anämie im pathogenetischen Sinne) nicht.

Ein verkleinerter Index ist also nicht ohne weiteres anämisch, sondern nur wenn auf Oligocythämie beruhend. Es umfaßt ferner der verkleinerte anämische Index einfach hämopathische und myelopathische Anämie. Nicht jeder verkleinerte anämische Index ist demnach unbedingt auf hämopathische Anämie hinweisend, und nicht alle hämopathischen Anämien sind stets nur mit verkleinertem Index einhergehend.

Ein vergrößerter Index ist aber stets anämisch (oligocythämisch) und als solcher auf die hyperchrome Form der hämopathischen Anämie hinweisend.

Wir finden also einen verkleinerten Index bei Chlorose, myelopathischer Anämie und einfacher hypochromer hämopathischer Anämie, ja sogar bei Polycythämie.

Dagegen ist der vergrößerte Index ein Symptom allein der hyperchromen hämopathischen Anämie.

Ein verkleinerter Index, ob anämisch oder nicht anämisch, ist meist die indirekte Folge aus allgemeiner Oligochromämie und direkter Ausdruck der relativen und mikroskopischen Hypocytochromie.

Ein vergrößerter Index ist stets ein anämischer, mit Oligocythämie aufgehender, und als solcher der Ausdruck einer relativen und mikroskopischen Hyperchromie.

Nicht jeder verkleinerte Index beruht auf Oligochromämie.
Nicht jeder verkleinerte Index beruht auf Oligocythämie.

---

[1]) Polycythämie geht mit allgemeiner Pleiochromämie einher; dabei besteht gewöhnlich ein Index $= 1$, seltener < 1, nie > 1, hier mikroskopische Hypercytochromie.

Nicht jeder verkleinerte Index ist ein anämischer.
Nicht jeder oligochrome Index ist ein verkleinerter.
Nicht jeder oligochrome Index ist ein anämischer.
Nicht jeder oligocythämische Index ist ein verkleinerter.
Auch ein polycythämischer und pleiochromer Index kann verkleinert sein.
Aber jeder oligocythämische Index ist ein anämischer und umgekehrt.
Nicht jeder anämische Index ist ein verkleinerter.
Nicht jeder oligochrome Index beruht auf mikroskopischer Hypochromie.
Nicht jeder oligocythämische Index geht mit mikroskopischer Hypochromie einher.
Aber jeder vergrößerte Index ist stets nur ein anämischer und daher oligocythämischer.
Und jeder anämisch vergrößerte Index beruht auf mikroskopischer Hypercytochromie.
Jeder anämische Index, ob verkleinert oder vergrößert, ist stets ein oligocythämischer.

Nimmt man die gesamte Erythrocytensymptomatologie, die mikroskopische Symptomatologie der Form und des Farbstoffes, zusammen mit den Symptomen der allgemeinen Zahl und des allgemeinen Hb-Gehaltes, so besteht:

bei Chlorose:
Oligochromämie, Normocythämie, Index < 1, mikroskopische Eumorphie und zentrale partielle Anochromie (chlorotische Eumorphie); bei der einfachen sekundären hämopathischen Anämie:
Oligochromämie, Index < 1, mikroskopische Dysmorphie, diffuse mikroskopische Hypochromie (hypochrome Dysmorphie);

bei dem perniziös-anämischen Blutbild der hyperchromen Form hämopathischer Anämie:
Oligochromämie, Oligocythämie, Index > 1, mikroskopische Dysmorphie mit Hyperchromie (dysmorphe Hyperchromie).

Wir haben:
Chlorose = oligochrome Normocythämie mit herabgesetztem Index < 1 durch Anochromämie.
Anämie = oligochrome Oligocythämie.
a) einfache A: Index < 1 durch Hypochromie.
b) perniziöse A: Index > 1 durch Hyperchromie.

Sonach beruht der erhöhte Index allenthalben auf cytologischer Hyperchromie, der herabgesetzte Index auf Hypochromie oder chlorotischer Anochromie.

Zusammenstellung der Begriffe.

Wir haben also folgendes:

Allgemeine Pleiochromie beruht stets nur auf Polyglobulie (nie auf bloßer mikroskopischer Hyperchromie bei Normalzahl), ist also polycythämisch.

Die allgemeine und absolute Oligochromämie ist nicht notwendig mit Oligocythämie verbunden, findet sich bei Anämie und Chlorose. Nur die anämische Form von Oligochromämie ist Folge von Oligocythämie, ist also oligocythämisch.

Sie beruht bei Chlorose auf mikroskopischer partieller Anochromie normalgebauter und normalzähliger Erythrocyten,

bei Anämien beruht sie auf Oligocythämie hypochromer oder hyperchromer Anisocyten und Poikilocyten (nie auf bloßer Hypochromie normalgebauter oder normalzähliger Erythrocyten).

Die absolute allgemeine Oligocythämie (per se eo ipso mit Oligochromämie verbunden) ist stets anämisch und als solche Kardinalsympton jeder Form von Anämie. Anämie ist also oligocythämische Oligochromämie.

Es ist die (stets anämische) Oligocythämie Funktion der mikroskopischen Dysmorphien (Anisocytose, Poikilocytose) die ihr Substrat und morphologisches Korrelat ist.

Bei einfacher hypochromer Anämie besteht gegenüber der Norm absolute (allgemeine) oligocythämische und relative Oligochromämie mit mikroskopischer Hypochromie, d. h. Index < 1,

bei den perniziösen hyperchromen Anämieformen besteht absolute oligocythämische Oligochromämie und relative Pleiochromie mit mikroskopischer Hypercytochromie, d. h. Index > 1.

Zusammenstellung der Begriffe.

Die allgemeine und absolute Oligochromämie kann anämisch und nicht anämisch sein, geht mit Index $\lessgtr 1$ und mikroskopischer Ano-, Hypo- oder Hyperchromie einher.

Die absolute oligocythämische (d. i. anämische) Oligochromämie geht mit Index $\lessgtr 1$, relativer Oligochromie oder Pleiochromie, mikroskopischer dismorpher Hypo- und Hyperchromie einher.

Die relative Oligochromie bei allgemeiner oligocythämischer (anämischer) Oligochromämie repräsentiert sich in einem verkleinerten anämischen Index.

Die relative Pleiochromie hat mit absoluter Pleiochromie nichts zu tun, sondern ist stets ein anämisches Partialsymptom, ist also mit absoluter oligocythämischer Oligochromämie verknüpft und repräsentiert sich in deren vergrößertem (eo ipso anämischen) Index.

Das mikroskopische Substrat der bloßen chlorotischen normocythämischen Oligochromämie ist die mikroskopische Cytochlorose.

Das mikroskopische Substrat der anämischen Oligocythämie sind die degenerativen Erythrodysmorphien,

Substrat des herabgesetzten anämischen Index bei oligocythämischer Oligochromie sind die hypochromen Dysmorphien,

Substrat des erhöhten anämischen Index bei oligocythämischer Oligochromämie sind die hyperchromen Dysmorphien.

Druck der Universitäts-Buchdruckerei von Gustav Schade (Otto Francke)
in Berlin und Furstenwalde.

If you have any concerns about our products,
you can contact us on
ProductSafety@springernature.com

In case Publisher is established outside the EU,
the EU authorized representative is:
**Springer Nature Customer Service Center GmbH
Europaplatz 3, 69115 Heidelberg, Germany**

Printed by Libri Plureos GmbH
in Hamburg, Germany